Kohlhammer

Autorin und Autor

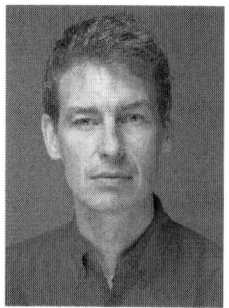

© Foto: Jan Boeve/De Balie

Dr. phil. Matthé Scholten
Dr. Matthé Scholten ist wissenschaftlicher Mitarbeiter am Institut für Medizinische Ethik und Geschichte der Medizin der Ruhr-Universität Bochum. Er ist Mitglied des Editorial Boards der Zeitschrift BMC Medical Ethics und der Ethik-Kommission der Ärztekammer Westfalen-Lippe. Er war Mitglied der Arbeitsgruppe Ethik von Alzheimer Europe und der Experten- und Autorengruppe für die AMWF-Leitlinie »Einwilligung von Menschen mit Demenz in medizinische Maßnahmen«. Seine Forschungsschwerpunkte sind Einwilligungsfähigkeit, Entscheidungsassistenz und gesundheitliche Vorausplanung. Für seine wissenschaftliche Leistungen wurde er mehrfach ausgezeichnet (u.a. DGPPN-Preis für Philosophie und Ethik in der Psychiatrie und Psychotherapie 2020 und 2023).

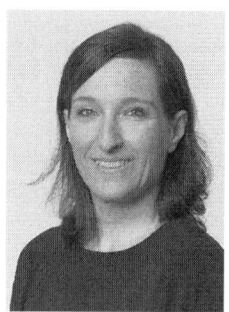

© Stefan Schott/snapschott

Prof. Dr. rer. nat. Julia Haberstroh
Prof. Dr. Julia Haberstroh ist Professorin für Psychologische Alternsforschung am Department Psychologie sowie Prodekanin für Forschung und wissenschaftlichen Nachwuchs der Lebenswissenschaftlichen Fakultät an der Universität Siegen. Sie ist Associate Editor des Journal of Gerontopsychology & Geriatric Psychiatry, hat die 2020 erschienene AWMF-Leitlinie »Einwilligung von Menschen mit Demenz in medizinische Maßnahmen« (zusammen mit Prof. Dr. Johannes Pantel, Goethe-Universität Frankfurt) koordiniert und ist Autorin von Fachbüchern, Buchkapiteln und internationalen sowie nationalen Zeitschriftenartikeln vorwiegend im Themenbereich Demenz. Sie ist zudem als approbierte Psychologische Psychotherapeutin tätig. Für ihre Leistungen in der interdisziplinären Alternsforschung wurde sie bereits mehrfach ausgezeichnet (u.a. Margret-und-Paul-Baltes-Preis 2016).

Matthé Scholten
Julia Haberstroh

Entscheidungsassistenz und Einwilligungsfähigkeit bei Demenz

Ein Manual für die klinische Praxis und Forschung

Unter Mitarbeit von Esther Braun, Jakov Gather, Astrid Gieselmann, Johannes Pantel, Jochen Vollmann und Theresa Wied

Verlag W. Kohlhammer

Dieses Werk einschließlich aller seiner Teile ist urheberrechtlich geschützt. Jede Verwendung außerhalb der engen Grenzen des Urheberrechts ist ohne Zustimmung des Verlags unzulässig und strafbar. Das gilt insbesondere für Vervielfältigungen, Übersetzungen, Mikroverfilmungen und für die Einspeicherung und Verarbeitung in elektronischen Systemen.

Pharmakologische Daten, d. h. u. a. Angaben von Medikamenten, ihren Dosierungen und Applikationen, verändern sich fortlaufend durch klinische Erfahrung, pharmakologische Forschung und Änderung von Produktionsverfahren. Verlag und Autoren haben große Sorgfalt darauf gelegt, dass alle in diesem Buch gemachten Angaben dem derzeitigen Wissensstand entsprechen. Da jedoch die Medizin als Wissenschaft ständig im Fluss ist, da menschliche Irrtümer und Druckfehler nie völlig auszuschließen sind, können Verlag und Autoren hierfür jedoch keine Gewähr und Haftung übernehmen. Jeder Benutzer ist daher dringend angehalten, die gemachten Angaben, insbesondere in Hinsicht auf Arzneimittelnamen, enthaltene Wirkstoffe, spezifische Anwendungsbereiche und Dosierungen anhand des Medikamentenbeipackzettels und der entsprechenden Fachinformationen zu überprüfen und in eigener Verantwortung im Bereich der Patientenversorgung zu handeln. Aufgrund der Auswahl häufig angewendeter Arzneimittel besteht kein Anspruch auf Vollständigkeit.

Die Wiedergabe von Warenbezeichnungen, Handelsnamen und sonstigen Kennzeichen in diesem Buch berechtigt nicht zu der Annahme, dass diese von jedermann frei benutzt werden dürfen. Vielmehr kann es sich auch dann um eingetragene Warenzeichen oder sonstige geschützte Kennzeichen handeln, wenn sie nicht eigens als solche gekennzeichnet sind.

Es konnten nicht alle Rechtsinhaber von Abbildungen ermittelt werden. Sollte dem Verlag gegenüber der Nachweis der Rechtsinhaberschaft geführt werden, wird das branchenübliche Honorar nachträglich gezahlt.

Dieses Werk enthält Hinweise/Links zu externen Websites Dritter, auf deren Inhalt der Verlag keinen Einfluss hat und die der Haftung der jeweiligen Seitenanbieter oder -betreiber unterliegen. Zum Zeitpunkt der Verlinkung wurden die externen Websites auf mögliche Rechtsverstöße überprüft und dabei keine Rechtsverletzung festgestellt. Ohne konkrete Hinweise auf eine solche Rechtsverletzung ist eine permanente inhaltliche Kontrolle der verlinkten Seiten nicht zumutbar. Sollten jedoch Rechtsverletzungen bekannt werden, werden die betroffenen externen Links soweit möglich unverzüglich entfernt.

1. Auflage 2024

Alle Rechte vorbehalten
© W. Kohlhammer GmbH, Stuttgart
Gesamtherstellung: W. Kohlhammer GmbH, Stuttgart

Print:
ISBN 978-3-17-038716-4

E-Book-Formate:
pdf: ISBN 978-3-17-038717-1
epub: ISBN 978-3-17-038718-8

Inhalt

Online-Zusatzmaterial 9

1 Einleitung 10
Matthé Scholten und Julia Haberstroh
    1.1   Problemlage und Zielsetzung 10
    1.2   Normative Anforderungen 11
    1.3   Warum ein Manual? 15
    1.4   Einwilligungsfähigkeit 16
    1.5   Entscheidungsassistenz 17
    1.6   Entscheidungsassistenz und Beurteilung der Einwilligungsfähigkeit kombinieren 18
    1.7   Inhalt des Manuals 19

Teil I Inhalt

2 Methoden der Entscheidungsassistenz 23
Theresa Wied, Julia Haberstroh und Johannes Pantel
    2.1   Prozess der Entscheidungsassistenz 24
    2.2   Kontextgestaltung 25
    2.3   Was ist beeinträchtigt? 27
    2.4   Planung der Assistenz 29
    2.5   Reflexion der Entscheidungsassistenz-Maßnahmen 37

3 Vorbereitung auf die Beurteilung der Einwilligungsfähigkeit ... 39
Esther Braun, Matthé Scholten, Jochen Vollmann und Jakov Gather
    3.1   In welchen Fällen sollte die Einwilligungsfähigkeit beurteilt werden? 39
    3.2   Wer sollte die Einwilligungsfähigkeit beurteilen? 42
    3.3   Überprüfung der Notwendigkeit einer Beurteilung der Einwilligungsfähigkeit 43
    3.4   Vorbereitung des Gesprächs zur Beurteilung der Einwilligungsfähigkeit 44

4	**Beurteilung der Einwilligungsfähigkeit**	**47**
	Matthé Scholten, Astrid Gieselmann, Jakov Gather und Jochen Vollmann	
	4.1 Gespräch zur Beurteilung der Einwilligungsfähigkeit	47
	4.2 Kriterien der Einwilligungsfähigkeit und deren Beurteilung	52
	4.3 Gesamtbeurteilung..	60
5	**Häufige Fehlerquellen bei der Beurteilung von Einwilligungsfähigkeit**	**64**
	Matthé Scholten	
	5.1 Häufige Fehlerquellen	64
	5.2 Erläuterung der Fehlerquellen	65
6	**Einwilligungsfähigkeit in der klinischen Forschung**	**69**
	Esther Braun und Matthé Scholten	
	6.1 Unterschiede zwischen Behandlungs- und Forschungskontext..	69
	6.2 Eigennützige, gruppennützige und fremdnützige Forschung	70
	6.3 Klinische Forschung mit Menschen mit Demenz: ethische Richtlinien..	72
	6.4 Die Kriterien der Einwilligungsfähigkeit im Forschungskontext	76

Teil II MacCAT-T und MacCAT-CR

MacArthur Competence Assessment Tool for Treatment (MacCAT-T) **83**
Übersetzt durch Jonas Karneboge, Julia Haberstroh und Matthé Scholten

MacArthur Competence Assessment Tool for Clinical Research (MacCAT-CR) **100**
Übersetzt durch Jonas Karneboge, Luise-Victoria Badenhoop, Christopher Strahlenbach, Matthé Scholten und Julia Haberstroh

Teil III Bögen für das MacCAT-T und MacCAT-CR

MacCAT-T Protokollbogen **123**

MacCAT-T Bewertungsbogen **130**

MacCAT-T Protokollbogen Alternative Behandlungsoptionen **132**

MacCAT-CR Protokollbogen **135**

Teil IV Verzeichnisse

Literaturverzeichnis **139**

Autorinnen und Autoren **142**

Stichwortverzeichnis **145**

Online-Zusatzmaterial

Als Online-Zusatzmaterial stehen Ihnen folgende Dateien zum Download bereit:

- »MacCAT-T Protokollbogen«
- »MacCAT-T Bewertungsbogen«
- »MacCAT-T Protokollbogen Alternative Behandlungsoptionen«
- »MacCAT-CR Protokollbogen«

> Wichtige Informationen sowie den Link, unter dem die Zusatzmaterialien verfügbar sind, finden Sie in am Anfang von ▶ Teil II.

1 Einleitung

Matthé Scholten und Julia Haberstroh

1.1 Problemlage und Zielsetzung

Aufgrund der steigenden Lebenserwartung und des demografischen Wandels wird das medizinische Versorgungssystem in den kommenden Jahrzehnten mit einer wachsenden Zahl an Menschen mit Demenz konfrontiert. Menschen mit Demenz sind häufig multimorbide und begegnen daher immer neuen Entscheidungen über medizinische Maßnahmen (Attems et al. 2006). Neben Entscheidungen über medizinische Maßnahmen sind ebenso Entscheidungen über die Teilnahme an Demenzforschungsprojekten zu treffen.

Ziel dieses Manuals ist es, Angehörigen der Gesundheitsberufe einen konkreten Handlungsleitfaden zur Verfügung zu stellen, mit Hilfe dessen sie Menschen mit Demenz bei Entscheidungen über medizinische, pflegerische und Forschungsmaßnahmen unterstützen und deren Selbstbestimmung sichern können. Dazu bietet das Manual praxisbezogene Empfehlungen zur Umsetzung von Entscheidungsassistenz und Beurteilung der Einwilligungsfähigkeit von Menschen mit Demenz.

Einwilligungsfähigkeit ist eine zentrale Voraussetzung einer informierten Einwilligung und beschreibt die Fähigkeit einer Person, die für eine Entscheidung wesentlichen Aufklärungsinformationen in Grundzügen zu verstehen und aufgrund der eigenen Wertvorstellungen und Überzeugungen eine Entscheidung zu treffen. Entscheidungsassistenz umfasst alle Maßnahmen, die darauf abzielen, die Aufklärung besser an die kognitiven Einschränkungen und Ressourcen der individuellen Person anzupassen und auf diese Weise ihre Einwilligungsfähigkeit zu fördern.

Ein wichtiger Schritt in der Implementierung von Entscheidungsassistenz und strukturierter Beurteilung der Einwilligungsfähigkeit wurde mit der Erstellung der AWMF-S2k-Leitlinie »Einwilligung von Menschen mit Demenz in medizinische Maßnahmen« unternommen (DGGG et al. 2020). Diese Leitlinie wurde von der Deutschen Gesellschaft für Gerontologie und Geriatrie (DGGG), der Deutschen Gesellschaft für Psychiatrie und Psychotherapie, Psychosomatik und Nervenheilkunde (DGPPN) und der Deutschen Gesellschaft für Neurologie (DGN) herausgegeben. Die Empfehlungen der Leitlinie sollen in diesem Manual für die Versorgungs- und Forschungspraxis aufbereitet werden, damit sie von Angehörigen der Gesundheitsberufe umgesetzt werden können.

Das Manual richtet sich somit an Angehörige von Gesundheitsberufen, insbesondere an Ärztinnen[1], Psychologinnen, Pflegekräfte und Wissenschaftlerinnen, an deren Forschung Menschen mit Demenz teilnehmen.

1.2 Normative Anforderungen

An die Aufklärung von Menschen mit Demenz im Behandlungs- und Forschungskontext werden ethische und rechtliche Anforderungen gestellt. Im Folgenden sollen diese normativen Anforderungen kurz skizziert werden.

Das Recht auf Selbstbestimmung

In einer freien und durch Wertepluralismus gekennzeichneten Gesellschaft hat das Recht auf Selbstbestimmung einen hohen Stellenwert. Dieses Recht kommt im zweiten Artikel des Grundgesetzes in der Form des Persönlichkeitsrechts zum Ausdruck. Im medizinischen Kontext hat das Selbstbestimmungsrecht eine besonders prägnante Bedeutung, weil bei medizinischen Entscheidungen meistens auch das Recht auf körperliche Unversehrtheit zum Tragen kommt, das ebenfalls im zweiten Artikel des Grundgesetzes zum Ausdruck gebracht wird.

Die informierte Einwilligung *(informed consent)* konkretisiert in der medizinischen Praxis das Recht auf Selbstbestimmung. Ziel der informierten Einwilligung ist es, Patientinnen in die Position zu versetzen, auf Basis der eigenen Wertvorstellungen und Überzeugungen Entscheidungen über medizinische Maßnahmen zu treffen. Dem Konzept der informierten Einwilligung folgend, dürfen Ärztinnen keine medizinische Maßnahme durchführen, ohne zuvor die Patientinnen über Nutzen und Risiken der empfohlenen Behandlung sowie weitere verfügbare Therapieoptionen aufzuklären und ihre Einwilligung in die geplante Maßnahme einzuholen. Die Erforderlichkeit der Einwilligung nach Aufklärung ist in der Berufsordnung für die in Deutschland tätigen Ärztinnen (Bundesärztekammer 2021) und im Patientenrechtegesetz festgelegt worden (§ 630d-e BGB). Gemäß deutschem Strafrecht erfüllt die Durchführung eines medizinischen Eingriffs ohne Einwilligung den Tatbestand einer Körperverletzung im Sinne § 223 des Strafgesetzbuches – und zwar auch dann, wenn der Eingriff ansonsten leitliniengerecht und nach professionellen Standards durchgeführt wurde.

Das Selbstbestimmungsrecht ist nicht darauf beschränkt, dass Patientinnen in eine von der Ärztin vorgeschlagene Behandlung einwilligen bzw. diese ablehnen können, sondern fordert zusätzlich den Einbezug der Patientin in die Entschei-

---

1 Zugunsten einer lesefreundlichen Darstellung wird in diesem Buch bei personenbezogenen Bezeichnungen das generische Femininum verwendet. Dies schließt, wo nicht anders angegeben, alle Geschlechtsformen ein (weiblich, männlich, divers).

dungsfindung im Hinblick auf die geeignete Behandlung. Die aktive Beteiligung der Patientin am Entscheidungsprozess wird in der Regel als gemeinsame Entscheidungsfindung (*shared decision-making*) bezeichnet. Nach der Idee der gemeinsamen Entscheidungsfindung sollten Entscheidungen über medizinische Maßnahmen im Rahmen eines kommunikativen Austausches zwischen Ärztin und Patientin stattfinden. Die Ärztin hat in diesem Austausch aufgrund ihrer medizinischen Expertise die Aufgabe, die Patientin über die verfügbaren Behandlungsoptionen und deren Nutzen und Risiken aufzuklären. Die Patientin kann Nachfragen stellen, die dargebotenen Informationen aufgrund der eigenen Wertvorstellungen und Überzeugungen bewerten und sich schließlich für eine der zur Verfügung stehenden medizinischen Maßnahmen oder gegen eine medizinische Behandlung entscheiden. Eine gemeinsame Entscheidungsfindung, in Bezug auf medizinische Maßnahmen, wird auch im Patientenrechtegesetz gefordert (§ 630c BGB).

Das Recht auf Gleichbehandlung

Neben dem Recht auf Selbstbestimmung hat auch die Gleichbehandlung von Menschen gesellschaftlich einen hohen Stellenwert. Im Grundgesetz wird das Recht auf Gleichbehandlung im dritten Artikel fixiert. In den letzten Jahren wurden gesellschaftliche Debatten über Gleichbehandlung vermehrt durch das Bewusstsein geprägt, dass die Sicherstellung von gleichen Rechten bislang nicht ausreicht, um die tatsächliche Gleichbehandlung von Menschen zu gewährleisten. Denn durch gesellschaftliche oder persönliche Umstände ist nicht jede Person gleichermaßen in der Position, diese Rechte wahrzunehmen. Neben der Sicherstellung von gleichen Rechten fordert Gleichbehandlung daher auch das Treffen sogenannter »angemessener Vorkehrungen« (*reasonable accomodation*). Das Treffen angemessener Vorkehrungen besteht in der Beseitigung gesellschaftlicher Hindernisse, die Personen an der vollumfänglichen Wahrnehmung ihrer Rechte hindern. In diesem Zusammenhang sind beispielsweise barrierefreie Gebäudezugänge für Menschen mit körperlichen Behinderungen oder Blindenschrift und Gebärdensprache für Menschen mit sinnlichen Behinderungen zu nennen.

Gleiches gilt für das Patientenselbstbestimmungsrecht. Die Sicherstellung des Rechtes, in die medizinische Entscheidungsfindung einbezogen zu werden und eine informierte Einwilligung erteilen bzw. verweigern zu können, gewährleistet noch nicht die Gleichbehandlung von Menschen. Denn nicht alle Menschen sind gleichermaßen in der Lage, sich am medizinischen Entscheidungsprozess zu beteiligen und auf Basis der eigenen Wertvorstellungen und Überzeugungen eine Therapieentscheidung zu treffen. Menschen mit Demenz erleben aufgrund ihrer kognitiven Einschränkungen und der hohen kognitiven Anforderungen des Aufklärungsgesprächs oft Hindernisse bei der Ausübung ihres Rechts auf Selbstbestimmung.

Entscheidungsassistenz stellt eine Form der angemessenen Vorkehrung im Kontext des medizinischen Aufklärungsgesprächs dar. Die Zentrale Ethikkommission bei der Bundesärztekammer hat Entscheidungsassistenz definiert als »Verfahren, die eingesetzt werden können, um die Selbstbestimmung von Patienten zu fördern, die durch innere oder äußere Faktoren in der Verwirklichung des ihnen zukommenden Rechts auf Selbstbestimmung im Zusammenhang mit ärztlichen Behandlungen eingeschränkt sind« (2016, S. A1). Genauso wie Menschen mit körperlichen Behinderungen oder Sinnesbehinderungen mittels barrierefreier Gebäudezugänge, Blindenschrift oder Gebärdensprache bei der Ausübung ihrer Rechte unterstützt werden können, so können Menschen mit Demenz mit Hilfe geeigneter Maßnahmen der Entscheidungsassistenz bei der Ausübung des Patientenselbstbestimmungsrechts unterstützt werden (Scholten et al. 2022).

Rechtliche Vorgaben und ethische Richtlinien für die Aufklärung

Die Forderung der Implementierung von Entscheidungsassistenz als angemessene Maßnahme zur Ermöglichung der Ausübung des Selbstbestimmungsrechts hat mittlerweile auch rechtlich Gestalt angenommen. Im zweiten Absatz des Artikels 12 der internationalen Behindertenrechtskonvention der Vereinten Nationen (UN-BRK) wird anerkannt, dass »Menschen mit Behinderungen in allen Lebensbereichen gleichberechtigt mit anderen Rechts- und Handlungsfähigkeit genießen.« Damit wird unter anderem auf die Wahrnehmung des Patientenselbstbestimmungsrechts verwiesen. Im dritten Absatz des Artikels 12 wird diese Anerkennung der Gleichberechtigung konkretisiert: »Die Vertragsstaaten treffen geeignete Maßnahmen, um Menschen mit Behinderungen Zugang zu der Unterstützung zu verschaffen, die sie bei der Ausübung ihrer Rechts- und Handlungsfähigkeit gegebenenfalls benötigen.« Deutschland hat die UN-BRK in 2009 vorbehaltslos ratifiziert; damit hat die Konvention den Rang eines einfachen Bundesgesetzes (Henking und Scholten 2023; Scholten et al. 2022).

Im Einklang mit der UN-BRK betont auch die Anfang 2023 in Kraft getretene Reform des Betreuungsrechts die Priorität der Entscheidungsassistenz vor der Stellvertretung. Nach dem reformierten Betreuungsrecht darf eine Betreuerin nur bestellt werden, wenn eine Betreuung wirklich erforderlich ist (§ 1814 Abs.3 BGB). Insbesondere darf keine Betreuerin bestellt werden, wenn die Person durch Unterstützung dazu befähigt werden kann, ihre Angelegenheiten selbst zu besorgen (§ 1814 Abs.3 Nr.2 BGB). Wenn eine Betreuerin bestellt worden ist, darf sie nur dann stellvertretend für die betreute Person entscheiden, wenn dies wirklich erforderlich ist (§ 1821 Abs.1 BGB). Im Kontext von medizinischen Maßnahmen darf die Betreuerin insbesondere nur dann stellvertretend für die Patientin eine Einwilligung erteilen, wenn die Patientin in Bezug auf die anstehende Therapieentscheidung nicht einwilligungsfähig ist (§ 630d Abs.1 S.2 BGB). Des Weiteren ist es die Pflicht der Betreuerin, die betreute Person so zu unterstützen, dass sie »ihr Leben nach ihren Wünschen gestalten kann« (§ 1821 Abs.2 BGB).

Nicht nur Betreuerinnen, sondern auch Ärztinnen sind dazu verpflichtet, Patientinnen im Aufklärungsgespräch und bei der Entscheidungsfindung in Bezug auf medizinische Maßnahmen aktiv zu unterstützen. Nach dem Patientenrechtegesetz muss die Aufklärung »für den Patienten verständlich sein« (§ 630e Abs.2 Nr.3 BGB) und somit an die kognitiven Einschränkungen und Ressourcen der individuellen Patientin angepasst werden. Wenn eine Patientin in Bezug auf die Therapieentscheidung als nicht einwilligungsfähig eingestuft worden ist, können Ärztinnen die Einwilligung der rechtlichen Betreuerin einholen (§ 630d Abs.1 S.2), nachdem sie diese angemessen aufgeklärt haben (§ 630e Abs.4). Das Einholen der Einwilligung über die rechtliche Betreuerin ist begründungsbedürftig (§ 630 h Abs.2 BGB), was eine sorgfältige Beurteilung der Einwilligungsfähigkeit erforderlich macht. Überdies muss auch in Fällen einer stellvertretenden Entscheidungsfindung die Patientin in den Aufklärungsprozess einbezogen werden. Die behandelnde Ärztin hat dabei der Patientin die Aufklärungsinformationen »entsprechend ihres Verständnisses zu erläutern« (§ 630e Abs.5 BGB).

Die Pflicht zum Einholen der Einwilligung nach einer Aufklärung ist, wie oben bereits erwähnt, auch Bestandteil der Berufsordnung für die in Deutschland tätigen Ärztinnen. In § 8 der Berufsordnung heißt es: »Zur Behandlung bedürfen Ärztinnen und Ärzte der Einwilligung der Patientin oder des Patienten. Der Einwilligung hat grundsätzlich die erforderliche Aufklärung im persönlichen Gespräch vorauszugehen« (Bundesärztekammer 2021). Die anfangs erwähnte Leitlinie »Einwilligung von Menschen mit Demenz in medizinische Maßnahmen« fordert überdies bei der Aufklärung von Menschen mit Demenz eine an die kognitive Leistungsfähigkeit der Person angepasste Informationsvermittlung, die Bereitstellung von Maßnahmen der Entscheidungsassistenz sowie eine Beurteilung der Einwilligungsfähigkeit anhand fester Kriterien (DGGG et al. 2020).

Auch im Bereich der Forschung mit Menschen spielt die Praxis der informierten Einwilligung eine zentrale Rolle. Nach der vom Weltärztebund verabschiedeten Deklaration von Helsinki müssen Forscherinnen die Einwilligung von potenziellen Studienteilnehmerinnen einholen (Art. 25), nachdem die potenziellen Studienteilnehmerinnen u. a. über die Ziele, Methoden und den erwarteten Nutzen und die Risiken der Studie sowie über Geldquellen und mögliche Interessenkonflikte der Forscherinnen aufgeklärt worden sind (Art. 26). Diese Forderung der Einwilligung nach Aufklärung ist ebenfalls in der Verordnung Nr. 536/2014 der Europäischen Union über klinische Prüfungen mit Humanarzneimitteln (EU-Verordnung) und im Deutschen Gesetz über den Verkehr mit Arzneimitteln (Arzneimittelgesetz – AMG) festgehalten (Art. 1b-c und Art. 29 Abs.1–2 EU-Verordnung; Art. 40b AMG). Die Deklaration von Helsinki verweist in Artikel 26 zudem auf die Notwendigkeit der Bereitstellung von geeigneten Maßnahmen der Entscheidungsassistenz: »Besondere Beachtung soll dem spezifischen Informationsbedarf der individuellen potenziellen Versuchspersonen sowie den für die Informationsvermittlung verwendeten Methoden geschenkt werden.« Auch diese Forderung findet sich in der EU-Verordnung (Art. 29 Abs.4). Die Richtlinien des Rats für Internationale Organisationen der medizinischen Wissenschaft (CIOMS) präzisiert diese Forderung: »Für die Verfahren der informierten Einwilligung müssen ausreichend Zeit und Mittel zur Verfügung gestellt werden« und »Forscher sollten evidenzbasierte Methoden für die Vermittlung von Informationen verwenden, um Informationsverständnis sicherzustellen« (CIOMS 2016, S. 34).

1.3 Warum ein Manual?

Aufklärung, Entscheidungsassistenz und Beurteilung der Einwilligungsfähigkeit werden im Versorgungs- und Forschungsalltag von Angehörigen der Gesundheitsberufe geleistet. Weder die Bereitstellung von Entscheidungsassistenz noch die Beurteilung der Einwilligungsfähigkeit haben jedoch bislang Eingang in die gängigen Curricula gefunden. Es wird hier also ein hoher Bedarf an Aus-, Fort- und Weiterbildung für Angehörige der Gesundheitsberufe gesehen (Haberstroh und Müller 2017).

Bezüglich der Qualität der Aufklärung und der Beurteilung von Einwilligungsfähigkeit besteht Verbesserungspotenzial. Empirische Daten zur Qualität der Aufklärung im Kontext einer Forschungsteilnahme zeigen zum Beispiel, dass die Qualität der Aufklärung oft nicht ausreichend ist, um ein adäquates Informationsverständnis herzustellen (Mandava et al. 2012; Tam et al. 2015). Ferner gibt es empirische Evidenz dafür, dass Angehörige der Gesundheitsberufe die Einwilligungsfähigkeit von Patientinnen oft falsch einschätzen und nicht nach den richtigen Kriterien beurteilen (Ganzini et al. 2003; Marson et al. 1997; Raymont et al. 2004; Whyte et al. 2004). Ein psychiatrisches Konsil zur Beurteilung der Einwilligungsfähigkeit anzuregen, ist nur unter bestimmten Bedingungen hilfreich, denn ohne spezifische Schulung in der Beurteilung der Einwilligungsfähigkeit wenden auch Psychiaterinnen oft die falschen Kriterien an (Markson et al. 1994). Besonders bei der Beurteilung der Einwilligungsfähigkeit von Menschen mit Mild Cognitive Impairment (MCI) und leichter bis mittelschwerer Demenz bestehen Unsicherheiten unter Angehörigen der Gesundheitsberufe, da die Einwilligungsfähigkeit von Patientinnen in diesen Patientengruppen oft fraglich ist und gegebenenfalls durch Entscheidungsassistenz hergestellt werden kann (Haberstroh und Müller 2017; Wied et al. 2019).

Eine mangelhafte Aufklärung oder fehlende Entscheidungsassistenz kann zu einer Unterschätzung der Einwilligungsfähigkeit der Patientin führen. Eine Patientin wird in solchen Fällen fälschlicherweise als nicht einwilligungsfähig eingestuft, obwohl sie bei einer adäquaten Aufklärung und Bereitstellung von Entscheidungsassistenz eigentlich einwilligungsfähig in Bezug auf die anstehende Therapieentscheidung wäre. Eine mangelhafte Beurteilung der Einwilligungsfähigkeit kann hingegen zwei entgegengesetzte Folgen haben: Es besteht einerseits die Möglichkeit, die Einwilligungsfähigkeit der Patientin zu unterschätzen, andererseits ist auch eine Überschätzung der Einwilligungsfähigkeit möglich. In beiden Fällen werden Patientenrechte verletzt. Im Fall der Unterschätzung wird der Patientin ihr Selbstbestimmungsrecht unberechtigterweise abgesprochen, wohingegen sie im Falle der Überschätzung nicht angemessen vor möglichen gesundheitlichen Schäden geschützt wird.

Empirische Studien konnten jedoch auch zeigen, dass schon eine kurze Schulung von Angehörigen der Gesundheitsberufe die Qualität deren Beurteilung der Einwilligungsfähigkeit substanziell verbessern kann (Marson et al. 2000; Cairns et al. 2005; Raymont et al. 2007). Auch eine Schulung in der Bereitstellung von Entscheidungsassistenz oder die Anwendung von einfachen Instrumenten der Entscheidungsassistenz kann die Qualität der Aufklärung und das hergestellte Informationsverständnis bei Menschen mit Demenz verbessern (Flory et al. 2004; Nishimura et al. 2013; Poth et al. 2023).

1.4 Einwilligungsfähigkeit

In diesem Manual setzen wir das sogenannte »fähigkeitsbasierte« Konzept der Einwilligungsfähigkeit, insbesondere das von Thomas Grisso und Paul Appelbaum entwickelte 4-Fähigkeiten-Modell, voraus (Grisso und Appelbaum 1998a). Auch die Empfehlungen der Leitlinie »Einwilligung von Menschen mit Demenz in medizinische Maßnahmen« bauen auf diesem Modell auf (DGGG et al. 2020). Nach dem 4-Fähigkeiten-Modell (▶ Abb. 1.1) setzt sich die Einwilligungsfähigkeit aus den folgenden vier Fähigkeiten zusammen:

1. *Informationsverständnis:* die Fähigkeit, die wesentlichen Aufklärungsinformationen in Grundzügen zu verstehen
2. *Krankheits- und Behandlungseinsicht*: die Fähigkeit, den eigenen Gesundheitszustand und die Möglichkeiten der Behandlung realistisch einzuschätzen
3. *Urteilsvermögen*: die Fähigkeit, die möglichen Folgen der verschiedenen Behandlungsoptionen auf Basis der eigenen persönlichen Werthaltungen und Überzeugungen zu bewerten und gegeneinander abzuwägen
4. *Eine Entscheidung kommunizieren*: die Fähigkeit, eine eindeutige Therapieentscheidung kommunizieren zu können

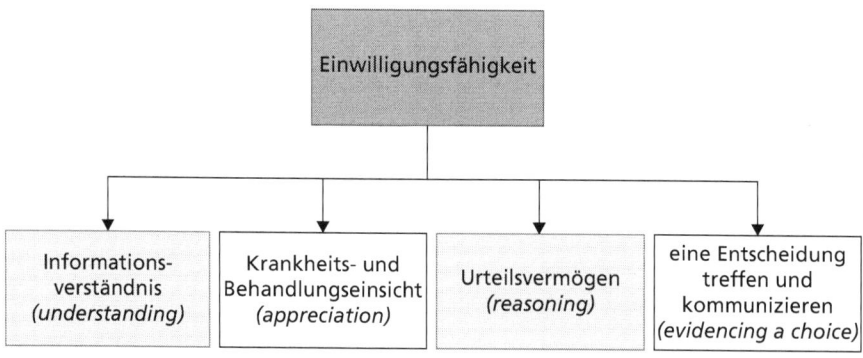

Abb. 1.1: Kriterien der Einwilligungsfähigkeit

Im Kontext von Entscheidungen über Forschungsteilnahme finden die gleichen Kriterien Anwendung, lediglich das zweite Kriterium (*appreciation*) in leicht veränderter Form. Im Rahmen von Entscheidungen über Forschungsteilnahme wird die Krankheits- und Behandlungseinsicht durch die Einsichtsfähigkeit ersetzt. Diese beschreibt die Fähigkeit, Informationen über eine Studienteilnahme oder Nicht-Teilnahme auf die eigene Situation zu beziehen und deren Bedeutung für die eigene Situation einzuschätzen.

Während die vier Fähigkeiten graduell sind und bei einer Person in einer bestimmten Situation in höherem oder geringerem Ausmaß gegeben sein können, ist Einwilligungsfähigkeit ein dichotomes Konzept. Nach dem 4-Fähigkeiten-Modell ist eine Person einwilligungsfähig bezüglich einer Entscheidung, wenn sie hinsichtlich der relevanten Informationen ein ausreichendes Ausmaß der vier Fähigkeiten zeigt. Umgekehrt ist eine Person nicht einwilligungsfähig, wenn sie hinsichtlich der relevanten Informationen kein ausreichendes Ausmaß der vier Fähigkeiten zeigt.

1.5 Entscheidungsassistenz

Eine Patientin oder potenzielle Studienteilnehmerin kann zum Zeitpunkt der ersten Beurteilung der Einwilligungsfähigkeit nicht in der Lage sein, die Aufklärungsinformationen zu verstehen, Einsicht in deren Implikationen für die eigene Situation zu gewinnen, die Handlungsoptionen aufgrund der eigenen Wertvorstellungen und Überzeugungen zu bewerten und eine Entscheidung zu kommunizieren. Das heißt jedoch nicht, dass eben diese Person zu jedem anderen Zeitpunkt nicht zu diesen kognitiven Leistungen in der Lage ist. Das Einholen einer informierten Einwilligung kann zu einem anderen Zeitpunkt und unter anderen Umweltbedingungen durchaus möglich sein. Durch passende Maßnahmen kann Einwilligungsfähigkeit möglicherweise hergestellt werden.

Dieser Idee folgt das recht neue Konzept der Entscheidungsassistenz. Grundgedanke des Konzepts der Entscheidungsassistenz ist, dass sich Einwilligungsfähigkeit nicht nur begründet durch die Eigenschaften der Person, sondern dass die Fähigkeit einer Person immer auch mitbedingt wird durch die Eigenschaften der Umwelt, in der die Fähigkeit abgerufen werden soll (Haberstroh und Oswald 2014). Nachvollziehbar wird diese Idee bei einer fremdsprachigen Patientin, die ohne Dolmetscherin selbstverständlich nicht in die Lage versetzt wird, die Aufklärungsinformationen zu verstehen. Sobald die Umwelt aber an die Fähigkeiten der fremdsprachigen Patientin angepasst wird, die Aufklärung in ihrer Sprache erfolgt, wird die Patientin zur Einwilligung befähigt. Vor diesem Hintergrund stellt sich die Frage, ob die Beurteilung der Einwilligungsfähigkeit ohne eine Anpassung der Umwelt an die individuelle Person überhaupt als solche bezeichnet werden kann oder ob es nicht vielmehr die Passung der Umwelt ist, die hier vordergründig beurteilt wird (Haberstroh und Oswald 2014).

Die Zentrale Ethikkommission bei der Bundesärztekammer (ZEKO) beschreibt Entscheidungsassistenz als verschiedene Verfahren, die einen »Perspektivenwechsel im Selbstverständnis« der Aufklärenden erforderlich machen: »Ein Assistent ersetzt nicht die Entscheidungen des Patienten durch seine eigenen Entscheidungen, sondern assistiert ihm bei der Ausübung seines Selbstbestimmungsrechts. Der Patient erhält die Chance, das ihm zukommende Selbstbestimmungsrecht tatsächlich wahrzunehmen« (ZEKO 2016, S. 1).

Demnach sollten Ärztinnen und Forscherinnen nach einer ersten Bestimmung der Einwilligungsunfähigkeit dieses nicht als End-, sondern als Anfangspunkt des Prozesses der informierten Einwilligung sehen und die im Rahmen der ersten Beurteilung gewonnenen Informationen im Sinne der Entscheidungsassistenz nutzen: Wo hatte die Person Schwierigkeiten? Wo hatte sie Stärken? Wie können die Stärken genutzt werden, um die Schwierigkeiten auszugleichen? War die Umwelt passend für die Person und wie kann sie gegebenenfalls angepasst werden?

1.6 Entscheidungsassistenz und Beurteilung der Einwilligungsfähigkeit kombinieren

Empirische Studien zeigen, dass Menschen mit einer leichten bis mittelschweren Demenz mit Hilfe einfacher und leicht umsetzbarer Maßnahmen der Entscheidungsassistenz oft dazu befähigt werden können, selbstbestimmte Entscheidungen zu treffen (Flory et al. 2004; Nishimura et al. 2013; Wied et al. 2021). Studien zeigen jedoch auch, dass dies bei Personen mit einer fortgeschrittenen Demenz nicht zu erwarten ist (Wong et al. 2000). Aber wie kann festgestellt werden, ob die eingesetzten Maßnahmen ausreichend waren, um Einwilligungsfähigkeit herzustellen?

Wir empfehlen hierfür ein Modell (▶ Abb. 1.2), das Entscheidungsassistenz parallel zur Beurteilung der Einwilligungsfähigkeit einsetzt (Scholten et al. 2022). Besonders geeignet erscheint uns hierbei das von Grisso und Appelbaum entwickelte MacArthur Competence Assessment Tool (MacCAT). Dieses Instrument basiert auf dem 4-Fähigkeiten-Modell und bietet eine klare Struktur, nicht nur für die Beurteilung der Einwilligungsfähigkeit, sondern auch für die Aufklärung und Unterstützung der entscheidenden Person.

Das Kombinieren der Entscheidungsassistenz mit der Beurteilung der Einwilligungsfähigkeit hat verschiedene Vorteile: Erstens kann anhand einer Beurteilung der Einwilligungsfähigkeit festgestellt werden, wer zu einem bestimmten Zeitpunkt und in Bezug auf eine bestimmte Entscheidung Entscheidungsassistenz bedarf und wer nicht. Zweitens trägt eine Beurteilung der Einwilligungsfähigkeit zu einer Bestimmung der kognitiven Ressourcen und Einschränkungen der Person bei, was eine fokussierte und effiziente Bereitstellung der Entscheidungsassistenz ermöglicht. Drittens kann anhand einer Beurteilung der Einwilligungsfähigkeit festgestellt werden, ob die Bereitstellung von Entscheidungsassistenz ausreichend war, um die Einwilligungsfähigkeit der Person herzustellen.

Wenn die Beurteilung der Einwilligungsfähigkeit bestätigt, dass die bereitgestellte Entscheidungsassistenz die Einwilligungsfähigkeit der Person wiederhergestellt hat, kann die Person selbst eine Einwilligung in die Behandlung oder Forschungsteilnahme erteilen oder verweigern. Belegt die Beurteilung der Einwilligungsfähigkeit hingegen, dass die gegebene Entscheidungsassistenz die Person noch nicht zur Selbstbestimmung befähigt hat, müssten Angehörigen der Gesundheitsberufe die Person erneut aufklären und unterstützen. Die Beziehung zwischen der Bereitstellung von Entscheidungsassistenz und Beurteilung der Einwilligungsfähigkeit ist im kombinierten Modell somit iterativ und dynamisch.

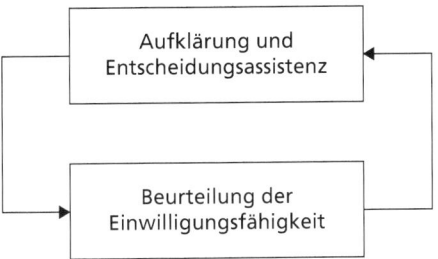

Abb. 1.2: Das kombinierte Modell der Entscheidungsassistenz

Erst, wenn eine Person nach Anwendung geeigneter Maßnahmen der Entscheidungsassistenz unfähig bleibt, die für die Entscheidung wesentlichen Informationen in Grundzügen zu verstehen und aufgrund der eigenen Wertvorstellungen und Überzeugungen eine Entscheidung zu treffen, kann auf Einwilligungsunfähigkeit der Person bezüglich der Entscheidung geschlossen werden. In diesem Fall müsste eine sogenannte stellvertretende Entscheidung erfolgen. Die stellvertretende Entscheidungsfindung soll jedoch an den Wertvorstellungen und Überzeugungen der Person orientiert bleiben (Scholten et al. 2022). Die rechtliche Vertretung (Betreuerin oder Bevollmächtigte) der Person muss in solchen Fällen auf Grundlage einer ggf. vorhandenen Patientenverfügung oder, falls diese nicht vorliegt, auf Grundlage früher geäußerter Wünsche oder der Wertvorstellungen und Überzeugungen der Person (ihres sogenannten mutmaßlichen Willens) entscheiden.

1.7 Inhalt des Manuals

In diesem Manual möchten wir so praxisbezogen und konkret wie möglich beschreiben, wie Angehörige der Gesundheitsberufe in ihrer täglichen Praxis Menschen mit Demenz bei der Entscheidungsfindung unterstützen und deren Einwilligungsfähigkeit beurteilen können. Kapitel 2 enthält explizite Handlungsanleitungen für die Bereitstellung von Entscheidungsassistenz für Menschen mit Demenz (▶ Kap. 2). Darüber hinaus werden in Kapitel 4 Handlungsanleitungen, Beispiele und Erläuterungen für die Beurteilung der Einwilligungsfähigkeit bereitgestellt (▶ Kap. 4). In Kapitel 3 wird konkretisiert und präzisiert, welche Schritte zur

Vorbereitung eines Gesprächs zur Beurteilung der Einwilligungsfähigkeit mit Entscheidungsassistenz zu durchlaufen sind (▶ Kap. 3). Die häufigsten Fehlerquellen bei der Beurteilung der Einwilligungsfähigkeit sind in Kapitel 5 thematisiert (▶ Kap. 5).

Während Kapitel 2 bis 5 sich ausschließlich auf die Behandlungssituation fokussieren und als mögliche Anwenderinnen vor allem Ärztinnen, Psychologinnen und Pflegekräfte in den Blick nehmen, richtet Kapitel 6 sich an Wissenschaftlerinnen, an deren Forschung Menschen mit Demenz teilnehmen (▶ Kap. 6). Das Kapitel erläutert, welche Implikationen sich aus den Unterschieden zwischen dem Behandlungs- und dem Forschungskontext für die Bereitstellung der Entscheidungsassistenz und die Beurteilung der Einwilligungsfähigkeit im Forschungskontext ergeben. Ferner legt das Kapitel dar, unter welchen Bedingungen und in welcher Art von Forschungsprojekten Menschen mit Demenz auf ethisch vertretbare Weise einbezogen werden können. In dieser Hinsicht ist das Kapitel auch für Mitglieder von Ethikkommissionen von Interesse.

In ▶ Teil II des Manuals befinden sich die ersten vollständigen deutschen Übersetzungen der Versionen des MacArthur Competence Assessment Tools für den Behandlungs- und den Forschungskontext: enthalten sind die Übersetzungen des MacArthur Competence Assessment Tool for Treatment (MacCAT-T) und des MacArthur Competence Assessment Tool for Clinical Research (MacCAT-CR).

Teil I Inhalt

2 Methoden der Entscheidungsassistenz

Theresa Wied, Julia Haberstroh und Johannes Pantel

Wie kann die anspruchsvolle Forderung der UN-BRK, Menschen in der Ausübung ihres Selbstbestimmungsrechts zu unterstützen, in der Versorgung von Menschen mit Demenz umgesetzt werden? Welchen Beitrag können Ärztinnen, Pflegende, Angehörige, Betreuerinnen und andere mögliche Entscheidungsassistentinnen zu einer Balance zwischen Autonomie und Fürsorge leisten?

Im ersten Kapitel wurde dargelegt, dass Einwilligungsfähigkeit ein dichotomes Konzept ist: eine Person ist einwilligungsfähig oder sie ist nicht einwilligungsfähig. Im Gegensatz zur Einwilligungsfähigkeit einer Person kann die Entscheidungsfähigkeit einer Person jedoch in kontinuierlichen Abstufungen vorliegen. Das Ziel der Anwendung von Entscheidungsassistenz ist die Verbesserung der Entscheidungsfähigkeit einer Person. Im besten Fall kann durch die Anwendung von Entscheidungsassistenz Einwilligungsfähigkeit erreicht werden – das heißt, die Person wird zu einer selbstbestimmten Entscheidung befähigt (Empowerment).

Wie in ▶ Kapitel 1 dargelegt, können sowohl der Person innewohnende Faktoren (z. B. abnehmende kognitive Fähigkeiten, Angst) als auch äußere Faktoren (z. B. Zeitdruck, Störgeräusche) die Einwilligungsfähigkeit einer Person zum Zeitpunkt der Entscheidung einschränken.

> Bei der Anwendung von Entscheidungsassistenz wird empfohlen, sowohl die inneren als auch die äußeren Faktoren, die eine Person mit Demenz in der Ausübung ihres Selbstbestimmungsrechts einschränken können, zu berücksichtigen.

Außerdem wurde in Kapitel 1 dargelegt, dass allein der Einsatz von Entscheidungsassistenz nicht gewährleisten kann, dass Einwilligungsfähigkeit hergestellt wird.

> Es wird empfohlen, Entscheidungsassistenz mit der Beurteilung der Einwilligungsfähigkeit zu verknüpfen, um zu prüfen, ob die gegebene Assistenz ausreichend war, um eine selbstbestimmte Entscheidung zu ermöglichen.

Oft missverstanden wird hierbei die Beurteilung der Einwilligungsfähigkeit als Maßnahme, um eine stellvertretende Entscheidung zu rechtfertigen und Einwilligungsfähigkeit abzusprechen. Wichtig ist zu verstehen, dass mit der Beurteilung im Grunde genommen nicht die Fähigkeit der Person in Frage gestellt wird, sondern die Adäquatheit und der Erfolg der bislang eingesetzten Maßnahmen der Entscheidungsassistenz. Sollten die bislang eingesetzten Maßnahmen der Entscheidungsassistenz noch nicht ausreichen, um eine Person zur selbstbestimmten Entscheidung zu befähigen, sollten weitere oder alternative verfügbare Maßnahmen der Entscheidungsassistenz herangezogen werden. Inwiefern die Beurteilung der Einwilligungsfähigkeit Hinweise auf erfolgsversprechende Entscheidungsassistenz liefern kann, soll im Folgenden dargelegt werden.

2.1 Prozess der Entscheidungsassistenz

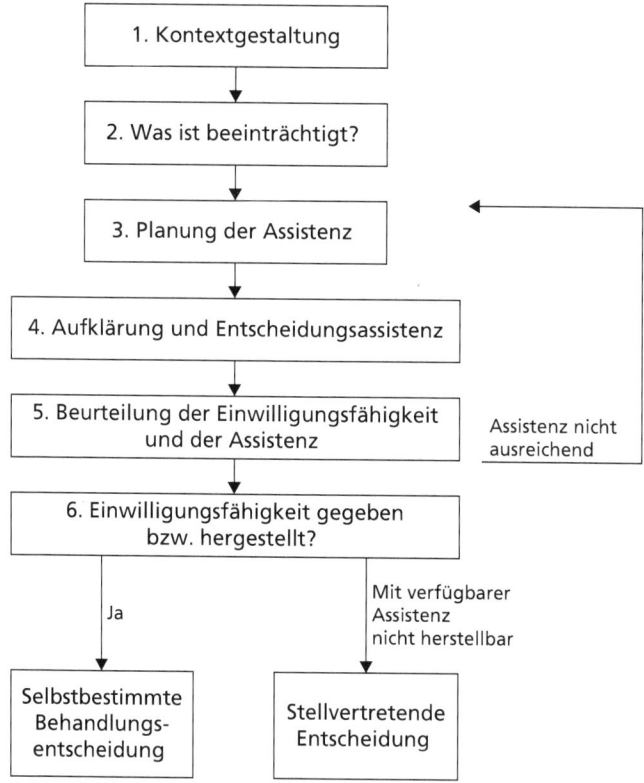

Abb. 2.1: Prozess der Entscheidungsassistenz

Wie soll Entscheidungsassistenz nun konkret umgesetzt werden? Wir schlagen vor, zunächst einen allgemeinen, Ressourcen-aktivierenden bzw. Ressourcen-schonenden Rahmen herzustellen (Kontextgestaltung), in dem Entscheidungsassistenz für Menschen mit Demenz möglich wird. Nächster Schritt ist, dass ermittelt wird, was genau beeinträchtigt ist: Scheitert die selbstbestimmte Entscheidung am Informationsverständnis, an der Einsichtsfähigkeit, am Urteilsvermögen und/oder an der Kommunikation der Entscheidung? Darauf aufbauend wird die Entscheidungsassistenz passend zum Bedarf des individuellen Menschen mit Demenz geplant. Die Entscheidungsassistenz wird im Rahmen der Aufklärung umgesetzt. Parallel wird die Einwilligungsfähigkeit und die Assistenz beurteilt: Sind die ergriffenen Maßnahmen der Entscheidungsassistenz ausreichend, um Einwilligungsfähigkeit herzustellen? (▶ Abb. 2.1)

2.2 Kontextgestaltung

Für die Gestaltung eines Ressourcen-aktivierenden bzw. Ressourcen-schonenden Rahmens können zwei Maßnahmen umgesetzt werden. Was das genau heißt und wie die Maßnahmen umgesetzt werden, wird im Folgenden dargelegt.

Grundeinstellung: Personenzentrierte Haltung der Entscheidungsassistentinnen

Forschungsergebnisse sowie Erfahrung aus der praktischen Arbeit mit Menschen mit Demenz zeigen, dass Menschen mit Demenz in Entscheidungssituationen ein starkes Bedürfnis nach Einbeziehung, Gleichberechtigung und Wertschätzung durch die in den Entscheidungsprozess involvierten Personen haben; eine personenzentrierte Haltung wird jedoch von Fachkräften im Gesundheitswesen nicht immer selbstverständlich praktiziert (DNQP 2019). Da eine solche Haltung kontinuierlich ins Bewusstsein gerufen und insbesondere in Kontexten der informierten Einwilligung eingeübt werden muss, werden in ▶ Abb. 2.2 konkrete Hinweise zur praktischen Umsetzung gegeben. Für die Anwendung von Entscheidungsassistenz, aber auch für jede andere Art der Interaktion mit Menschen mit Demenz, wird eine personenzentrierte Haltung vorausgesetzt (Wied 2021).

Bei der Umsetzung der Hinweise zur personenzentrierten Haltung sollten kulturelle Gegebenheiten berücksichtigt werden und die Hinweise gegebenenfalls an andere kulturelle Gegebenheiten angepasst werden (DNQP 2019; Wied 2021).

Ambiente und Raumgestaltung

Ablenkende Reize, wie z. B. Hintergrundgeräusche, sollten im Rahmen der informierten Einwilligung vermieden werden (DGGG et al. 2020). Studien zu Entscheidungsprozessen und Teilhabemöglichkeiten von Menschen mit Demenz stellen beispielsweise unter dem Synonym »keeping it simple« dar, wie das Entscheidungsumfeld aufgeräumt und ablenkungsfrei gestaltet wird (Wied 2020).

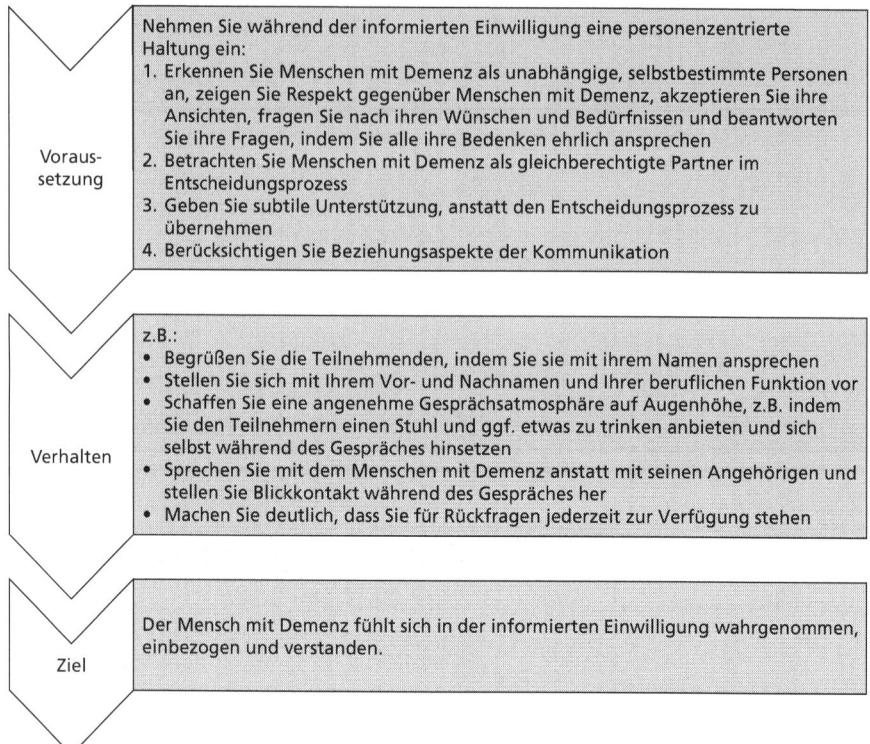

Abb. 2.2: Personenzentrierte Haltung des Entscheidungsassistentinnen? So geht das.

So werden z. B. unrelevante Gegenstände weggeräumt und laute und störende Faktoren in der Umgebung vermieden. Hierzu gehören unter anderem auch zu viele anwesende Personen (DGGG et al. 2020) (▶ Abb. 2.3).

2 Methoden der Entscheidungsassistenz

Voraussetzung
Schaffen Sie eine Entscheidungsumgebung, in der Sie ablenkende und störende Reize vermeiden.

Verhalten
1. Wählen Sie einen separaten Raum für die informierte Einwilligung aus, anstatt im Arztzimmer, Büro des Forschers oder Bewohnerzimmer aufzuklären
2. Wählen Sie einen Raum aus, der keinen Telefonanschluss oder Computerzugang hat (oder schalten Sie Telefon und PC aus)
3. Stellen Sie Handys während des Aufklärungsgesprächs auf stumm oder schalten Sie diese (falls möglich) aus.
4. Stellen Sie sicher, dass Sie während des Aufklärungsgespräches ungestört bleiben, z. B. durch das Schließen der Zimmertür und das Anbringen eines „Bitte nicht stören"-Schildes an der Tür
5. Beschränken Sie die Anzahl anwesender Personen im Aufklärungsgespräch (z. B. auf den Aufzuklärenden, ggf. einen Angehörigen und den Aufklärenden)
6. Halten Sie den Raum, in dem das Aufklärungsgespräch statt findet, aufgeräumt und sauber oder nutzen Sie einen reizarmen Abschnitt des Raumes (vermeiden Sie z. B. große, bunte Bilder an der Wand oder volle Schreibtische)
7. Wählen Sie einen Raum mit Tageslicht aus oder vermeiden Sie zumindest grelles, künstliches Licht
8. Lüften Sie den Raum vor der informierten Einwilligung
9. Vermeiden Sie beeinträchtigende, störende Geräusche

Ziel
Der Mensch mit Demenz wird durch die Entscheidungsumgebung nicht abgelenkt und kann sich auf die für die Entscheidung relevanten Informationen konzentrieren. Das Gespräch zwischen der aufklärenden Person und dem Menschen mit Demenz verläuft ungestört.

Abb. 2.3: Ambiente und Raumgestaltung? So geht das.

2.3 Was ist beeinträchtigt?

Bei der Entscheidungsassistenz für Menschen mit Demenz gilt nicht: »Viel hilft viel,« sondern: »Ökonomisch assistieren, Schritt für Schritt«. Zu viele Entscheidungsassistenz-Elemente können auch zu Überforderung führen. Stellen Sie sich zum Beispiel vor, ein Mensch mit Demenz bekommt eine Stichwortliste vorgelegt, zusätzlich eine Visualisierung und neben ihm sitzt der vertrauensvolle Angehörige, der die Aufklärung des Arztes zu übersetzen versucht. Die gut gemeinte Entscheidungsassistenz kann so im individuellen Fall auch zu einer Reizüberflutung führen. Daher sollte man sich zunächst die Frage stellen: Was ist eigentlich beeinträchtigt? Diese Frage lässt sich am zuverlässigsten mit den in ▶ Kapitel 4 und in Teil II vorgestellten Erhebungsinstrumenten zur Beurteilung der Einwilligungsfähigkeit beantworten. Diese sind im klinischen Alltag aber oft zu zeitaufwendig. Zu dieser frühen Stufe der Entscheidungsassistenzplanung kann es daher schon ausreichend sein, durch einfache Fragen eine Idee davon zu bekommen, was beeinträchtigt ist und worin die Person mit Demenz Unterstützung braucht (▶ Tab. 2.1).

Tab. 2.1: Screening der Einwilligungsfähigkeit

Fähigkeit	Behandlung	Forschung
Informationsverständnis	Können Sie in eigenen Worten wiederholen, was ich Ihnen gerade erklärt habe?	
Einsicht	Stimmen Sie der dargestellten Diagnose zu? Wie beurteilen Sie aktuell Ihren Gesundheitszustand? Welchen Nutzen hat die Behandlung?	Glauben Sie, dass Sie vor allem für Ihren persönlichen Nutzen zur Teilnahme an dieser Studie eingeladen wurden? Weshalb glauben Sie, dass dies (nicht) der Grund für die Einladung war?
Urteilsvermögen	Welche Auswirkung hätte die Behandlung auf Ihren Alltag?	Welche Auswirkung hätte die Studienteilnahme auf Ihren Alltag?
Kommunizieren einer Entscheidung	Möchten Sie sich behandeln lassen oder nicht?	Wollen Sie an der Studie teilnehmen oder nicht?

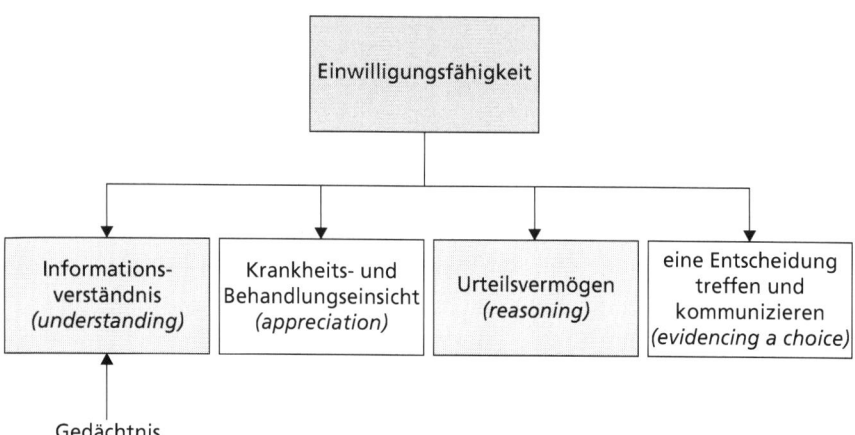

Abb. 2.4: Ansatzpunkte für Entscheidungsassistenz

Menschen mit Demenz haben häufig Schwierigkeiten mit dem Informationsverständnis und dem Urteilsvermögen (rationale Verarbeitung), während Krankheits- und Behandlungseinsicht sowie das Kommunizieren einer Entscheidung gerade im leichten Stadium der Demenz zumeist noch sehr gut funktioniert (Müller et al. 2017). Die Beurteilung des Informationsverständnisses wird stark beeinflusst vom Gedächtnis (▶ Abb. 2.4) bzw. konkret vom verbalen Abruf (Haberstroh et al. 2014).

Wer sich an das gerade Gesagte nicht erinnern kann, hat Schwierigkeiten mit der Frage: »Können Sie in eigenen Worten wiederholen, was ich Ihnen gerade erklärt habe?« Neben den eigentlichen Kriterien der Einwilligungsfähigkeit sollte Entscheidungsassistenz daher auch die Unterstützung des verbalen Abrufs bedenken (DGGG et al. 2020). Die meisten bislang verfügbaren Maßnahmen der Entscheidungsassistenz adressieren das Informationsverständnis oder die Unterstützung des verbalen Abrufs.

2.4 Planung der Assistenz

Je nachdem, welche Fähigkeit beeinträchtigt ist, werden passende Maßnahmen der Entscheidungsassistenz ausgewählt (siehe unten). Abgesehen davon ist die Zeit des aufklärenden Arztes eine knappe Ressource, die bedacht werden muss: Wie viel Zeit ist verfügbar? Welche Entscheidungsassistenz-Maßnahmen sind in der verfügbaren Zeit umsetzbar? Nicht alle Maßnahmen kosten Zeit. Viele Maßnahmen brauchen nur Übung (z. B. klare Sprache).

Zudem sollten vor Durchführung der Entscheidungsassistenz die Fragen gestellt werden: Was ist die Ursache der Beeinträchtigung und ist sie behebbar? Liegt zum Beispiel eine Schwerhörigkeit vor, die durch ein Hörgerät ausgeglichen werden könnte? Oder ist die betreffende Person mit Demenz nachmittags immer müde und unkonzentriert, während sie vormittags Informationen viel besser verstehen kann?

Informationsverständnis erleichtern

Gibt es Hinweise darauf, dass die Person mit Demenz, die vor Ihnen sitzt, die gegebenen Informationen nicht verstanden hat? Wie können Sie sie dabei unterstützen, die relevanten Informationen zu verstehen? Zwei Entscheidungsassistenz-Maßnahmen stehen hierfür zur Verfügung: eine dialogorientierte Gesprächsstruktur und eine elaborierte, klare Sprache. Was das genau heißt und wie die beiden Maßnahmen umgesetzt werden, wird im Folgenden dargelegt.

Dialogorientierte Gesprächsstruktur

Informationen, die für die Entscheidung relevant sind, sollten in kurzen Abschnitten übermittelt werden, um die informierte Einwilligung zu strukturieren und das Gespräch zu vereinfachen. Studien verdeutlichen außerdem, dass Menschen mit Demenz sich im Entscheidungsfindungsprozess einen Dialog bzw. Interaktion mit den involvierten Personen wünschen (Wied 2020). Es wird wiederholt dargestellt, dass insbesondere der Zeitfaktor im Entscheidungsprozess eine große Rolle spielt, da Menschen mit Demenz ausreichend Zeit benötigen, um nachzudenken; das Tempo des Entscheidungsfindungsprozesses sollte insofern an den individuellen Bedarf des Menschen mit Demenz angepasst sein (DGGG et al. 2020) (▶ Abb. 2.5).

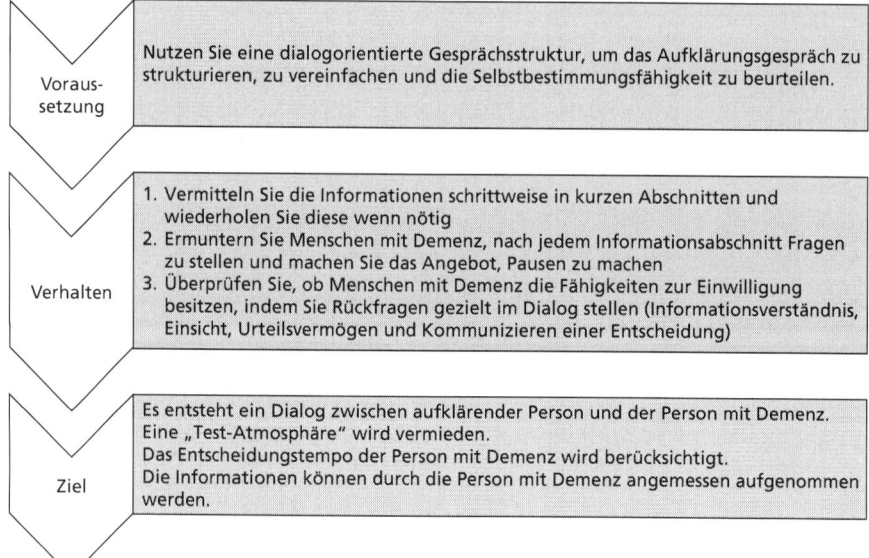

Abb. 2.5: Dialogorientierte Gesprächsstruktur? So geht das.

Elaborierte, klare Sprache

Die Verwendung einer klaren gesprochenen Sprache unter Zuhilfenahme nonverbaler Kommunikation wird vielfach in Studien zu Entscheidungsprozessen und Teilhabemöglichkeiten von Menschen mit Demenz empfohlen (DGGG et al. 2020; Poth et al. 2023). Relevante Informationen in der informierten Einwilligung sollen z. B. durch die Vermeidung von Fachsprache vereinfacht werden; die Beeinträchtigung von Menschen mit Demenz in höheren kortikalen Funktionen (u. a. Gedächtnis, Denken, Orientierung, Sprache, Sprechen) sollen durch die Reduzierung verbaler Anforderungen kompensiert und gleichzeitig deren Stärken auf nonverbaler (Beziehungs-)Ebene genutzt werden (DGGG et al. 2020).

Neben der Vermeidung von Fachsprache stellt sich jedoch die Frage, inwieweit Sprache einfach und klar gestaltet werden kann. Hierbei kann die erste Regel der so genannten Plain Language als Maßstab genutzt werden. Diese lautet: »Eine Sprache verwenden, die das Publikum kennt und mit der es sich wohl fühlt«. Aktuelle Forschung weist darauf hin, dass die sogenannte elaborierte, klare Sprache (Elaborated Plain Language: EPL, ▶ Abb. 2.6) für Senioren mit und ohne Demenz geeignet ist, das Informationsverständnis zu verbessern (Poth et al. 2023).

Beispiel zur Veranschaulichung einer elaborierten, klaren Sprache:
»Wir wollen *untersuchen*, woher Ihre Beschwerden kommen. Die nächste notwendige Untersuchung ist eine *Nervenwasseruntersuchung*. *Nervenwasser* ist das

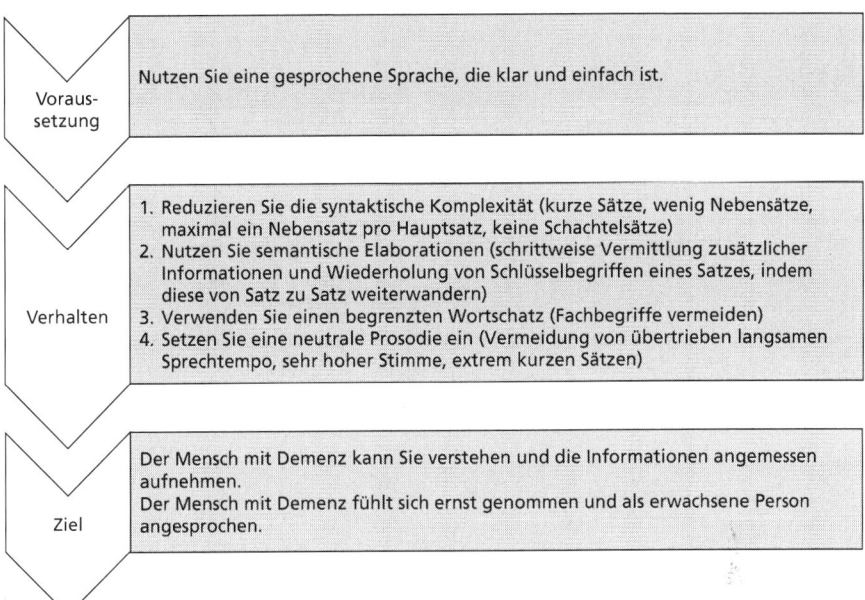

Abb. 2.6: Elaborierte, klare Sprache? So geht das.

Wasser, das das Gehirn umgibt. Bei einer *Nervenwasseruntersuchung* wird Flüssigkeit aus dem *Rückenmarkskanal* entnommen. Dazu werden Sie unterhalb des *Rückenmarks* mit einer *Nadel* gestochen (Zeigegeste Rücken). Das Einstechen der *Nadel* verursacht nur kurze und geringfügige Schmerzen.«

Die hervorgehobenen Wörter, die von Satz zu Satz weiterwandern, stellen die semantischen Elaborationen dar. Zur Vermeidung von Fachsprache wurden die Worte »Nervenwasser« statt »Liquor« und »Rückenmarkskanal« statt »Spinalkanal« verwendet.

Gedächtnis stützen

Gibt es Hinweise darauf, dass die Person mit Demenz, die vor Ihnen sitzt, die gegebenen Informationen zwar verstanden, sie aber nach kurzer Zeit wieder vergessen hat? Wie können Sie sie dabei unterstützen, die relevanten Informationen im Gedächtnis zu behalten? Drei Entscheidungsassistenz-Maßnahmen stehen hierfür zur Verfügung: Stichwortlisten, Visualisierungen und vereinfachte schriftliche Einverständniserklärung (Patienteninformation). Was das genau heißt und wie die drei Maßnahmen umgesetzt werden, wird im Folgenden dargelegt.

Stichwortlisten

Ergänzend zur mündlichen Informationsvermittlung können Stichwortlisten eingesetzt werden, die Schlüsselinformationen wiederholen, vereinfachen oder hervorheben. Bei der Nutzung ergänzender Stichwortlisten (▶ Abb. 2.7) sollte auf die Verwendung einer einfachen und klaren Schriftsprache geachtet werden; hier können beispielsweise die Regeln für Leichte Sprache (Netzwerk Leichte Sprache; Inclusion Europe) genutzt werden (DGGG et al. 2020).

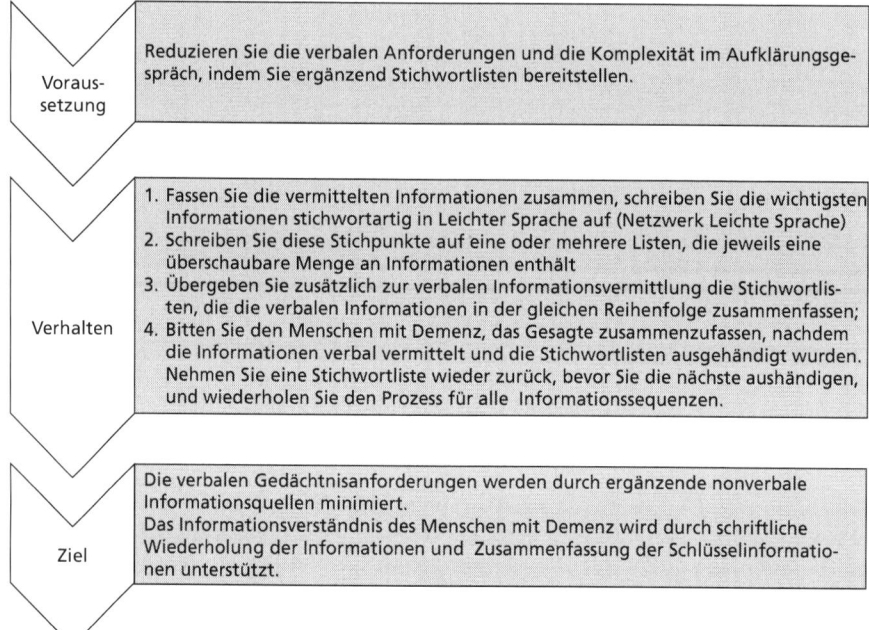

Abb. 2.7: Stichwortlisten? So geht das.

Visualisierung

Der zusätzliche Einsatz von Visualisierungen soll komplexe verbale Informationen vereinfachen und Informationsmengen in abgewandelter Form wiederholen. Hierbei ist wichtig zu betonen, dass nicht jede Visualisierung Komplexität reduziert. Ganz im Gegenteil können Visualisierungen auch sehr viel abstrakter sein als Worte und die Abstraktionsfähigkeit von Menschen mit Demenz übersteigen. Visualisierungen sollten daher nur dann angewendet werden, wenn sie tatsächlich die Komplexität der verbalen Information reduzieren. Nur dann wird das Informationsverständnis erleichtert. Manche Menschen mit Demenz profitieren sehr von nonverbaler Unterstützung in Form von Visualisierungen, andere werden hierdurch eher irritiert oder in ihrer Fähigkeit zur geteilten Aufmerksamkeit überfordert (Knebel et al. 2016; Poth et al. 2023). Achten Sie daher beim Nutzen (▶ Abb. 2.8) von Visualisierungen auf die Reaktion des Menschen mit Demenz: Ist die Visualisierung hilfreich oder überfordernd? Was dem einen hilft, lenkt den anderen vielleicht ab.

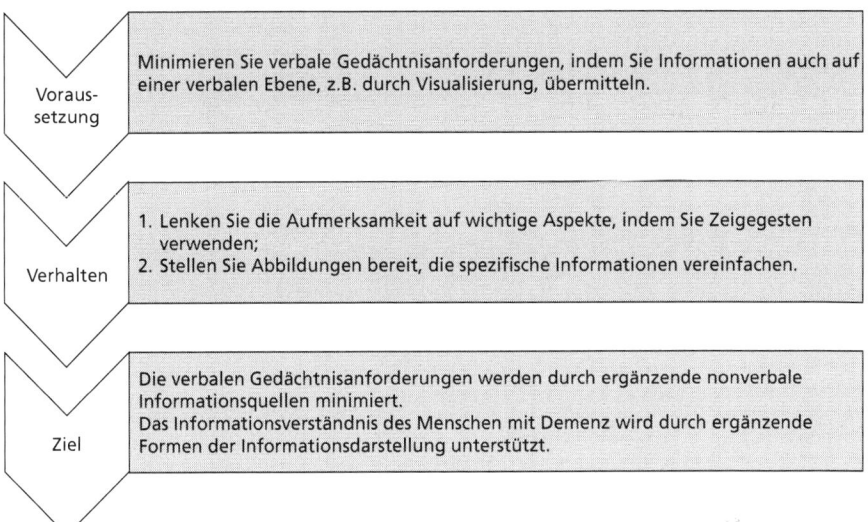

Abb. 2.8: Visualisierungen? So geht das.

Vereinfachte schriftliche Einverständniserklärung (Patienteninformation)

Eine vereinfachte schriftliche Einverständniserklärung (Patienteninformation) bietet Informationen zusätzlich zur verbalen Informationsvermittlung in schriftlicher Form dar (► Abb. 2.9). Diese Informationen werden dem Patienten nach dem Aufklärungsgespräch mitgegeben und können somit insbesondere in Kombination mit der weiter unten vorgestellten Maßnahme »Entscheidung auf Probe« hilfreich sein. Die Informationen des Aufklärungsgesprächs werden schriftlich in einfacher Form wiederholt und können (wenn möglich) durch die erneute Verwendung von Visualisierungen illustriert werden (Wied 2020).

Durch die Bereitstellung der vereinfachten schriftlichen Einverständniserklärung (Patienteninformation) soll Menschen mit Demenz die Möglichkeit gegeben werden, die mündlich erhaltenen Informationen erneut zu lesen, um ihnen so zu ermöglichen, ihre vorläufigen Entscheidungen zu überdenken. Auf diese Weise soll ein »Ongoing Consent« erreicht werden. Es wird davon ausgegangen, dass das erneute Lesen der Informationen in entspannter Atmosphäre, eventuell mit einer Vertrauensperson, möglicherweise weitere Fragen aufwirft, die dann gegebenenfalls in einem weiteren Gespräch mit der Entscheidungsassistentin geklärt werden können (Wied 2020).

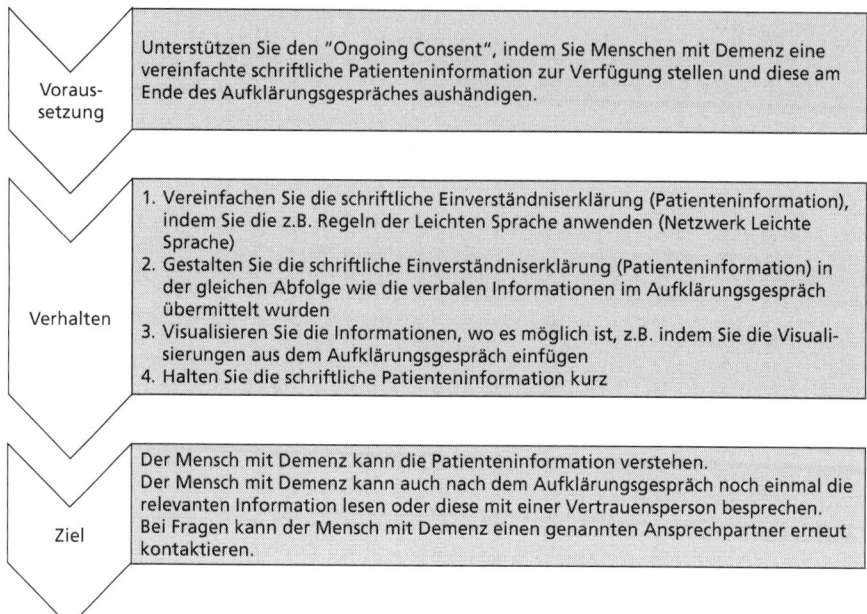

Abb. 2.9: Vereinfachte schriftliche Einverständniserklärung? So geht das.

Krankheits- und Behandlungseinsicht ermöglichen

Gibt es Hinweise darauf, dass die Person mit Demenz, die vor Ihnen sitzt, keine Krankheits- oder Behandlungseinsicht hat? Wie können Sie sie dabei unterstützen, Einsichten zu gewinnen? Bisher gibt es keine evidenzbasierten Methoden zur Förderung von Krankheits- und Behandlungseinsicht bei Demenz. Auch für andere Krankheitsbilder mit einem hohen Risiko für Einwilligungsunfähigkeit gibt es bislang keine evidenzbasierten Methoden zur Förderung der Krankheits- und Behandlungseinsicht. Wagt man einen Blick über den Tellerrand, so erscheint der sogenannte Experienced Involvement (EX-IN)-Ansatz erfolgsversprechend. Dieser wird aktuell für Menschen mit Psychose eingesetzt. Hierbei werden sogenannte Genesungsbegleiterinnen einbezogen, die selbst eine Psychose durchlebt haben und daher als erfahrene Begleiterinnen unter anderem auch Einsichten in Krankheit und Behandlung unterstützen könnten. Inwiefern ein solcher Ansatz auch auf Menschen mit Demenz übertragbar wäre, kann bislang nur gemutmaßt werden. Sehr vielversprechend sind jedenfalls die zunehmenden Selbsthilfe-Initiativen von Menschen mit Demenz sowie Bemühungen, Menschen mit Demenz in partizipative Forschung einzubeziehen.

Vertrauensbildende Maßnahmen, die beispielsweise über die selbstbestimmte Auswahl der Entscheidungsassistentin (z. B. einer begleitenden Angehörigen) oder den Aufbau einer tragfähigen therapeutischen Beziehung zwischen Ärztin und Patientin Krankheits- und Behandlungseinsicht fördern könnten, erscheinen intuitiv zielführend. Auch hierzu gibt es jedoch bislang keine aussagekräftigen Wirksamkeitsstudien.

Urteilsvermögen fördern

Gibt es Hinweise darauf, dass die Person mit Demenz, die vor Ihnen sitzt, die Entscheidung nicht beurteilen kann? Wie können Sie sie dabei unterstützen, relevante Informationen zu verarbeiten, um Vergleiche anzustellen und die verschiedenen Entscheidungsmöglichkeiten (z. B. Behandlung ja oder nein) abzuwägen? Wie können Sie dabei unterstützen, die möglichen Konsequenzen (Risiken, Nutzen) und deren Auswirkungen auf das alltägliche Leben zu beurteilen?

Zwei Entscheidungsassistenz-Maßnahmen stehen hierfür zur Verfügung: Prioritätenkarten und alltagsnahe Umgebung. Für beide Maßnahmen liegt bislang noch keine belastbare empirische Evidenz vor, erste Erfahrungen aus aktuell laufenden Forschungsprojekten sind jedoch vielversprechend. Was mit Prioritätenkarten und alltagsnaher Umgebung gemeint ist und wie die beiden Maßnahmen umgesetzt werden, wird im Folgenden dargelegt.

Alltagsnahe Umgebung

Wie soll eine alltagsnahe Umgebung das Urteilsvermögen verbessern? Leitsymptom der Alzheimer-Demenz sind die Beeinträchtigungen des Kurzzeitgedächtnisses, während alte, vor allem autobiografische Gedächtnisinhalte noch lange erhalten bleiben. Das Zuhause und die vielen autobiografischen Erinnerungsstücke in den eigenen vier Wänden können als Hinweisreize verstanden werden, die den Abruf erleichtern für das, was das eigene Leben bedeutsam macht, für die eigenen Werte, Einstellungen und Lebensthemen. Urteilsvermögen beschreibt im Rahmen des Konzepts der Einwilligungsfähigkeit die Fähigkeit, rational die Behandlungsalternativen zu beurteilen, indem deren Risiken und Nutzen im Hinblick auf mögliche Konsequenzen und deren voraussichtliche Auswirkungen auf das alltägliche Leben miteinander verglichen werden. Zuhause – der Ort, an dem der Alltag stattfindet, wo ich weiß, wer ich bin und was mir wichtig ist – könnte die Abstraktionsanforderungen und damit die Komplexität in Entscheidungssituationen für Menschen mit Alzheimer-Demenz reduzieren. Erinnerungen an die eigene Person und die eigene Zugehörigkeit zu Orten und Menschen, an den eigenen Alltag und die bedeutsamen Lebensthemen könnten eine Chance sein, Menschen mit Alzheimer-Demenz zu selbstbestimmten Entscheidungen zu befähigen. Aktuell wird diese Fragestellung in einem laufenden Forschungsvorhaben untersucht (Projekt DECIDE der Universität Siegen; vgl. Florack et al. 2023).

Prioritätenkarten

Mithilfe der sogenannten Prioritätenkarten soll die Entscheiderin im Abwägen von Entscheidungsalternativen und damit einhergehend im Schlussfolgern unterstützt werden (▶ Abb. 2.10). Auf Karten werden Risiken und Nutzen festgehalten und daraufhin entsprechend der Priorität der Entscheiderin angeordnet. Hierbei soll ein Dialog zwischen der aufklärenden Person und der Person mit Demenz entstehen. Bislang kamen Prioritätenkarten bei Menschen mit Demenz nur im Rahmen einer Pilotstudie zum Einsatz (Wied 2020; Wied et al. 2021).

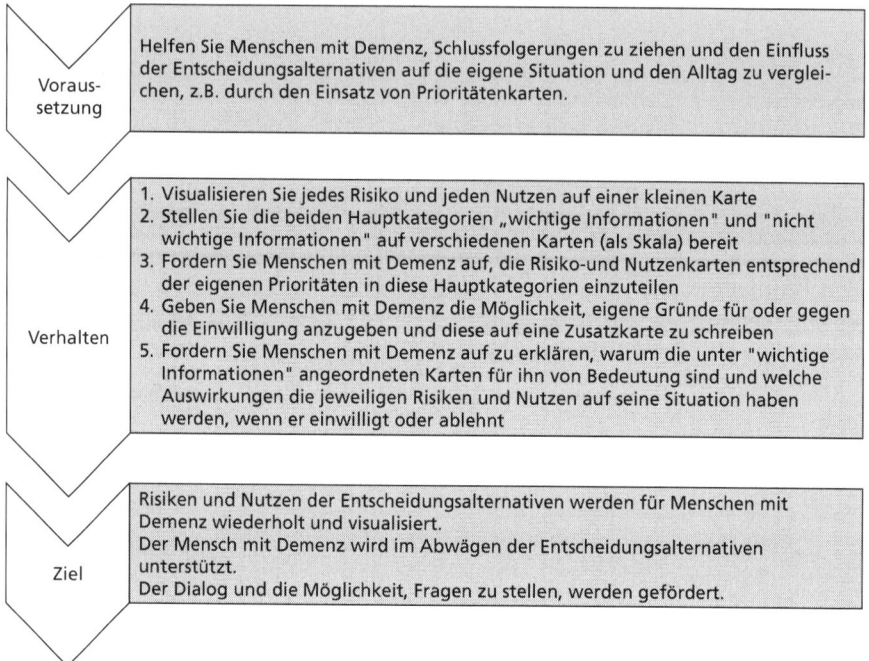

Abb. 2.10: Prioritätenkarten? So geht das.

Kommunizieren der Entscheidung erleichtern

Gibt es Hinweise darauf, dass die Person mit Demenz, die vor Ihnen sitzt, die Entscheidung nicht treffen oder kommunizieren kann? Wie können Sie sie dabei unterstützen, eine Entscheidung zu treffen sowie klar und eindeutig eine präferierte Behandlungsmöglichkeit zu kommunizieren? Eine Entscheidungsassistenz-Maßnahme steht hierfür zur Verfügung: die Entscheidung auf Probe. Was mit einer Entscheidung auf Probe gemeint ist und wie sie umgesetzt wird, wird im Folgenden dargelegt.

Entscheidung auf Probe

Die meisten Menschen mit Demenz sind dazu in der Lage, eine Entscheidung verbal oder nonverbal zu kommunizieren. Gerade wenn komorbid eine Depression vorliegt, kann jedoch zum Beispiel eine ausgeprägte Ambivalenz in Bezug auf die

Entscheidungsoptionen das Treffen einer Entscheidung erschweren. Für die Entscheidung auf Probe (▶ Abb. 2.11) liegen für die Zielgruppe »Menschen mit Demenz« bislang keine belastbaren Studien vor.

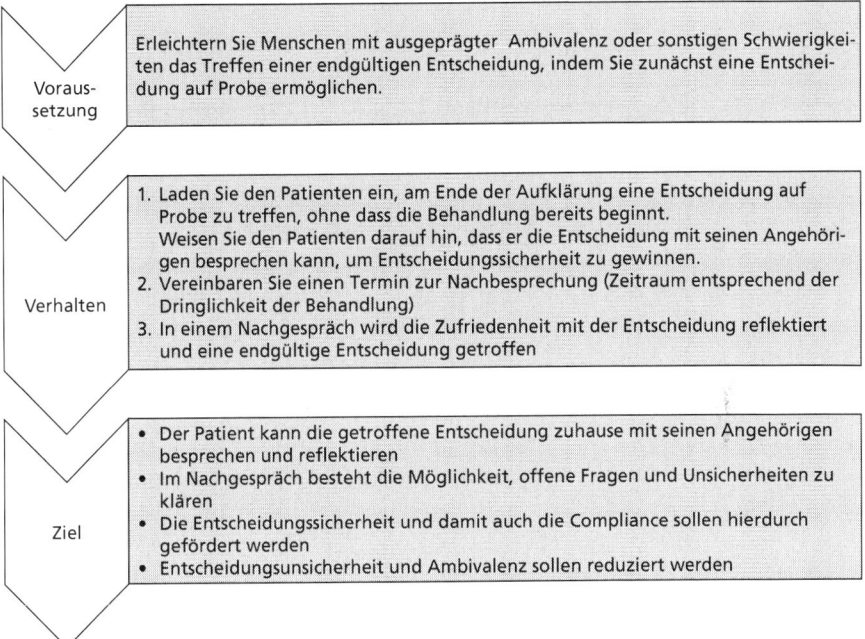

Abb. 2.11: Entscheidung auf Probe? So geht das.

2.5 Reflexion der Entscheidungsassistenz-Maßnahmen

Entscheidungsassistenz kann einen wichtigen Beitrag zur Förderung der Selbstbestimmung leisten, führt jedoch nicht in allen Fällen zur Einwilligungsfähigkeit. Was dem einen Menschen mit Demenz hilft, mag für den anderen eine Überforderung darstellen. Zu beachten ist stets, dass viele der Entscheidungsassistenz-Maßnahmen auch einen weiteren Reiz in der Aufklärungssituation darstellen. Da Menschen mit Demenz aufgrund ihrer Defizite in der geteilten Aufmerksamkeit durch gleichzeitig auftretende Reize leicht überfordert werden, sollten Entscheidungsassistenz-Maßnahmen möglichst nacheinander eingeführt und in ihrer Wirksamkeit im individuellen Fall reflektiert werden. Es gilt der Grundsatz: Ökonomisch assistieren – so viel wie nötig, so wenig wie möglich.

Um zu ermitteln, ob die angebotenen Entscheidungsassistenz-Maßnahmen adäquat und erfolgreich waren, bietet es sich an, den mit Entscheidungsassistenz angereicherten Aufklärungsprozess mit einer strukturierten Beurteilung der Einwilligungsfähigkeit zu kombinieren. Möglichkeiten hierfür werden in den folgenden Kapiteln dargelegt.

Kommt das Einwilligungsfähigkeits-Assessment zum Urteil, dass Einwilligungsfähigkeit nicht gegeben ist, so führt dies nicht unmittelbar zu einer stellvertretenden Entscheidung (▶ Abb. 2.1). Zunächst sollte reflektiert werden, ob die bislang gegebene Assistenz ausreichend war und ob ggf. weitere Möglichkeiten zur Verfügung stehen und die Aufklärung und Beurteilung der Einwilligungsfähigkeit mit anderen Entscheidungsassistenzmaßnahmen wiederholt werden kann und sollte. Sollten Sie zum Urteil kommen, dass Einwilligungsfähigkeit mit der verfügbaren Assistenz nicht herstellbar ist, wird eine stellvertretende Entscheidung eingeleitet (▶ Kap. 1).

3 Vorbereitung auf die Beurteilung der Einwilligungsfähigkeit

Esther Braun, Matthé Scholten, Jochen Vollmann und Jakov Gather

In diesem Kapitel wird dargelegt, wann eine Beurteilung der Einwilligungsfähigkeit notwendig ist, wer die Beurteilung durchführen sollte und was Sie als Beurteilerin bei der Vorbereitung des Gesprächs mit der Patientin beachten sollten. Die Vorbereitung des Gesprächs ist wichtig, um zunächst zu bestimmen, ob eine Beurteilung der Einwilligungsfähigkeit in einem konkreten Fall tatsächlich notwendig ist. Hierbei kann auch festgestellt werden, ob sich die Einwilligungsfähigkeit durch Entscheidungsassistenz oder andere geeignete Maßnahmen wieder herstellen lässt. Zudem sollten Sie bei der Vorbereitung des Gesprächs Informationen zur Entscheidungssituation und zur Patientin sammeln, um die Beurteilung der Einwilligungsfähigkeit an die konkrete Situation anzupassen.

Handlungsanleitungen, Beispiele und Erläuterungen für die Beurteilung der Einwilligungsfähigkeit finden sich in ▶ Kap. 4. Die häufigsten Fehlerquellen bei der Beurteilung der Einwilligungsfähigkeit sind in ▶ Kap. 5 thematisiert.

3.1 In welchen Fällen sollte die Einwilligungsfähigkeit beurteilt werden?

Grundsätzliche Annahme der Einwilligungsfähigkeit

Grundsätzlich sollte davon ausgegangen werden, dass bei einer erwachsenen Person Einwilligungsfähigkeit vorliegt. Dies gilt auch für Personen, für die eine rechtliche Betreuerin für den Aufgabenkreis Gesundheitsangelegenheiten bestellt worden ist. Eine rechtliche Betreuung bedeutet nämlich nicht, dass die betreute Person im Hinblick auf sämtliche medizinische Entscheidungen nicht einwilligungsfähig ist (DGGG et al. 2020). Ferner darf nicht vom Vorliegen einer psychiatrischen Diagnose auf das Fehlen von Einwilligungsfähigkeit geschlossen werden. Auch bei Personen mit beispielsweise einer Demenz oder einer schweren Depression ist grundsätzlich von Einwilligungsfähigkeit auszugehen (Scholten und Vollmann 2017; SAMW 2019). Grundsätzlich gilt somit jede erwachsene Person als einwilligungsfähig, es sei denn, es wird festgestellt, dass die Einwilligungsfähigkeit der Person im Hinblick auf eine bestimmte Entscheidungssituation nicht gegeben ist. Eine Einstufung einer

Person als nicht einwilligungsfähig ist daher begründungsbedürftig und sollte angemessen belegt werden.

> Bis das Fehlen der Einwilligungsfähigkeit für eine bestimmte Entscheidungssituation festgestellt wird, gilt jede erwachsene Person grundsätzlich als einwilligungsfähig.

Gründe für die Beurteilung von Einwilligungsfähigkeit

Eine Beurteilung der Einwilligungsfähigkeit einer Person sollte nur bei begründetem Zweifel an der Einwilligungsfähigkeit erfolgen, d.h., nur wenn es konkrete Anhaltspunkte dafür gibt, dass in einer bestimmten Situation die Entscheidungsfähigkeiten eingeschränkt sein könnten (SAMW 2019). Im Folgenden wird auf diese konkreten Anhaltspunkte näher eingegangen.

> Die Einwilligungsfähigkeit einer Person sollte nur überprüft werden, wenn es konkrete Anhaltspunkte für eingeschränkte Entscheidungsfähigkeiten gibt.

Bestimmte psychiatrische oder neurologische Diagnosen bzw. Syndrome, wie beispielsweise Delir, Demenz, Psychose, Manie, schwere Depression, Schädel-Hirn-Trauma oder geistige Behinderung, sind Risikofaktoren für fehlende Einwilligungsfähigkeit (Kim 2010). Dies bedeutet, dass eine Beeinträchtigung der Entscheidungsfähigkeiten bei Personen mit solchen Diagnosen oder Syndromen häufiger vorkommt als in der Allgemeinbevölkerung. Das Vorliegen solcher psychiatrischen oder neurologischen Befunde kann daher ein Anlass dafür sein, die Einwilligungsfähigkeit einer Person in Bezug auf eine bestimmte medizinische Entscheidungssituation zu beurteilen (Grisso und Appelbaum 1998a). Solche Befunde allein sind meist jedoch nicht hinreichend für eine Beurteilung der Einwilligungsfähigkeit. In der Regel sollte eine Beurteilung nur erfolgen, wenn eine Kombination von konkreten Anhaltspunkten für eingeschränkte Entscheidungsfähigkeiten vorliegt.

Neben psychiatrischen oder neurologischen Befunden ist ein weiterer Anhaltspunkt für eingeschränkte Entscheidungsfähigkeiten eine plötzliche Veränderung des psychischen Zustands oder des Verhaltens einer Patientin. Bei einer Demenz ist dabei insbesondere das mögliche Auftreten eines Delirs zu beachten. Auch situationsbedingte Faktoren können im Rahmen einer Demenz Entscheidungsfähigkeiten einschränken. Dazu gehört beispielsweise eine ungewohnte Umgebung (z.B. in einer Notaufnahme), die zu psychischen Beeinträchtigungen wie Angst und Unruhe führen kann (Grisso und Appelbaum 1998a; DGGG et al. 2020). Das Auftreten von bestimmten psychischen Auffälligkeiten ist daher auch ein Anhaltspunkt für eingeschränkte Entscheidungsfähigkeiten, auch wenn diese nicht ausgeprägt genug sind, um eine psychiatrische Diagnose zu stellen oder als psychiatrisches Symptom zu gelten. Beispielsweise können starke Müdigkeit oder ausgeprägte Angst vor einem medizinischen Eingriff die kognitive Verarbeitung von Informationen deutlich einschränken und sich somit auf die Einwilligungsfähigkeit auswirken (Grisso und Appelbaum 1998a). In manchen solcher Fälle kann die Einwilligungsfähigkeit mit einfachen Maßnahmen der Entscheidungsassistenz wiederhergestellt werden, beispielsweise durch die Beruhigung einer Patientin mit Angstzuständen, oder indem einer Person mit einer starken emotionalen Reaktion nach der Aufnahme ins Krankenhaus mehr Zeit zur Verarbeitung der Situation gegeben wird.

Eine Beurteilung der Einwilligungsfähigkeit kann weiterhin sinnvoll sein, wenn eine Patientin eine medizinisch indizierte Behandlung ablehnt und dadurch ein großes Risiko für einen erheblichen gesundheitlichen Schadens entsteht (Grisso und Appelbaum 1998a). Es gilt zu beachten, dass eine Behandlungsablehnung als solche grundsätzlich kein Anlass für eine Beurteilung der Einwilligungsfähigkeit ist. Einwilligungsfähigkeit ist nämlich unabhängig vom Inhalt der Entscheidung, und insbesondere unabhängig davon, ob eine Person einem vorgeschlagenen medizinischen Vorgehen zustimmt oder nicht (▶ Kap. 4). In den meisten Fällen ist bei Ablehnung einer medizinisch indizierten Behandlung daher keine Beurteilung der Einwilligungsfähigkeit notwendig. Wenn die abgelehnte Behandlung aber ein sehr günstiges Nutzen-Risiko-Verhältnis aufweist und das Risiko für einen erheblichen gesundheitlichen Schadens durch die Behandlungsablehnung hoch ist, kann eine Beurteilung der Einwilligungsfähigkeit angezeigt sein. Dies ist allerdings nur der Fall, wenn die Behandlungsablehnung darauf hindeutet, dass einer Person die Schwere ihrer eigenen Erkrankung und das Ausmaß der Behandlungsbedürftigkeit nicht hinreichend bewusst sind oder dass sie die Folgen der Erkrankung bzw. der vorgeschlagenen medizinischen Maßnahmen für die eigene Lebensführung und Lebensqualität nicht hinreichend erfasst hat.

Umgekehrt kann ein Anlass für die Beurteilung der Einwilligungsfähigkeit auch gegeben sein, wenn eine Person besonders invasiven oder risikoreichen Behandlungen zustimmt und weitere Faktoren vorliegen, die Zweifel an ihrer Einwilligungsfähigkeit begründen (Grisso und Appelbaum 1998a). Dies kann beispielsweise der Fall sein, wenn eine Person einen starken Wunsch hegt, an einer Studie mit einer neuen Behandlungsmethode teilzunehmen, und bezweifelt wird, ob sie die Risiken der Intervention für ihre eigene Lebensführung hinreichend erfasst hat.

Eine Beurteilung der Einwilligungsfähigkeit sollte erfolgen, wenn mehrere (oder in Sonderfällen einer) der folgenden Faktoren vorliegen:

- psychiatrische oder neurologische Diagnosen bzw. Syndrome, die einen Risikofaktor für eingeschränkte Entscheidungsfähigkeiten darstellen
- psychische Auffälligkeiten oder plötzliche Veränderungen des psychischen Zustands oder des Verhaltens
- eine risikoreiche Ablehnung einer medizinisch indizierten Behandlung
- eine Einwilligung in eine besonders invasive oder risikoreiche Behandlung

3.2 Wer sollte die Einwilligungsfähigkeit beurteilen?

In Deutschland ist die Beurteilung der Einwilligungsfähigkeit eine ärztliche Aufgabe, die nicht an anderes medizinisches Personal delegiert werden kann. Grundsätzlich ist es die Aufgabe der behandelnden Ärztin, die Einwilligungsfähigkeit im Vorfeld einer geplanten medizinischen Maßnahme zu beurteilen. Dies bietet sich auch deshalb an, da Behandelnde in der Regel über alle im konkreten Fall relevanten klinischen Informationen verfügen.

> Die Beurteilung der Einwilligungsfähigkeit ist eine ärztliche Aufgabe.

In manchen Fällen können sich jedoch Unsicherheiten in der Beurteilung ergeben, insbesondere im Grenzbereich zwischen Einwilligungsfähigkeit und Einwilligungsunfähigkeit. In solchen Situationen kann es hilfreich sein, eine Psychiaterin zur konsiliarischen Mitbeurteilung der Einwilligungsfähigkeit hinzuzuziehen. Auch kann mangelnde Expertise der Behandlerin in der Beurteilung von Einwilligungsfähigkeit ein psychiatrisches Konsil nahelegen (Grisso und Appelbaum 1998a). Psychiaterinnen sind in der Regel besser darin geschult, psychische Auffälligkeiten und ihre Auswirkungen auf kognitive Fähigkeiten zu beurteilen. Eine Beurteilung der Einwilligungsfähigkeit ist jedoch kein diagnostisches Gespräch. In der Konsilanforderung sollte deswegen explizit deutlich gemacht werden, dass es sich um eine Anfrage für eine Beurteilung der Einwilligungsfähigkeit in einer konkreten medizinischen Entscheidungssituation handelt und nicht um eine Diagnostik oder Therapieempfehlung im Hinblick auf eine psychische Störung.

Inwiefern neben psychiatrischen Konsilen auch andere Formate wie Teamgespräche oder Ethikberatungen dazu geeignet sind, die Beurteilung der Einwilligungsfähigkeit in schwierigen Fällen zu unterstützen, wird diskutiert (Bundesärztekammer 2019). Letztlich bleibt die Beurteilung der Einwilligungsfähigkeit aber eine ärztliche Aufgabe, die nur durch ein persönliches Gespräch mit der zu beurteilenden Person erfolgen kann. Teamgespräche und Ethikberatungen können eine Beurteilung der Einwilligungsfähigkeit also nicht ersetzen. Sie können jedoch hilfreich sein, um vorab zu klären, ob eine Beurteilung der Einwilligungsfähigkeit notwendig ist, oder um nach Feststellung von Einwilligungsunfähigkeit hieraus resultierende ethische Konfliktsituationen zu identifizieren und zu analysieren. Ein Beispiel für die zuletzt genannten Konstellation könnte eine Situation sein, in der eine nicht einwilligungsfähige Person mit Demenz eine medizinische Behandlung ablehnt, die Behandlung aus medizinischer Sicht jedoch notwendig erscheint, um einen erheblichen gesundheitlichen Schaden abzuwenden. Durch Ethikberatungen können Behandlungsteams in solchen Situationen beim Treffen einer ethisch gerechtfertigten Entscheidung unterstützt werden (Vollmann 2017).

3.3 Überprüfung der Notwendigkeit einer Beurteilung der Einwilligungsfähigkeit

Wenn Konsiliarpsychiaterinnen um die Beurteilung der Einwilligungsfähigkeit einer Patientin gebeten werden, sollten sie zunächst prüfen, ob tatsächlich die Einwilligungsfähigkeit der Patientin in Frage steht oder ob nicht andere Faktoren zu der Anfrage geführt haben. Konsiliarpsychiaterinnen sollten daher kritisch nachfragen, aus welchem Grund eine Beurteilung der Einwilligungsfähigkeit angefragt wird. Möglicherweise können auch Schwierigkeiten des Behandlungsteams im Umgang mit der Patientin Ursache für die Anfrage sein. Hierbei sollte abgegrenzt werden, wann statt einer Beurteilung der Einwilligungsfähigkeit eine Ethikberatung oder Supervision angezeigt sein könnte (Kim 2010).

Wie oben beschrieben, sollte die Einwilligungsfähigkeit bei einer erwachsenen Person grundsätzlich angenommen werden. Daher sollte eine Beurteilung nur beim Vorliegen von konkreten Anhaltspunkten für eingeschränkte Entscheidungsfähigkeiten erfolgen. Konsiliarpsychiaterinnen sollten daher nachfragen, welche konkreten Anhaltspunkte in einem bestimmten Fall bestehen. Das Vorliegen einer psychiatrischen Diagnose oder die Ablehnung einer Behandlung an sich sind nicht ausreichend, um eine Beurteilung zu rechtfertigen.

Ebenso sollten Behandelnde vor dem Stellen einer Konsilanfrage reflektieren, weshalb eine Beurteilung der Einwilligungsfähigkeit gewünscht wird: Gibt es berechtigte Zweifel an der Einwilligungsfähigkeit oder wird die Beurteilung möglicherweise nur deshalb angefragt, weil die Patientin die empfohlene Behandlung ablehnt, oder weil das Behandlungsteam Schwierigkeiten im Umgang mit der Patientin hat?

Bevor Konsiliarpsychiaterinnen eine Anfrage zur Beurteilung der Einwilligungsfähigkeit annehmen, sollten sie sicherstellen, dass eine angemessene Aufklärung erfolgte, d. h., dass die Patientin ausreichend über ihre medizinische Situation und ihre Behandlungsoptionen informiert wurde (Grisso und Appelbaum 1998a). Zudem sollten sie sich vergewissern, welche Maßnahmen der Entscheidungsassistenz angewendet worden sind, um die Patientin bei der Entscheidungsfindung zu unterstützen (▶ Kap. 2).

Ferner kann in manchen Fällen die Einwilligungsfähigkeit einer Patientin durch die Behandlung eines die Einwilligungsfähigkeit einschränkenden medizinischen Zustands (z. B. einer Exsikkose oder eines Infekts) wiederhergestellt werden. Auch eine Anpassung von Psychopharmaka kann unter Umständen hilfreich sein, um die Einwilligungsfähigkeit zu verbessern. Einerseits kann die Initiierung einer psychopharmakologischen Behandlung einer psychiatrischen Symptomatik die Einwilligungsfähigkeit wiederherstellen, beispielsweise in der Therapie eines Delirs oder einer akuten Psychose. Andererseits können bestimmte Psychopharmaka mit stark sedierender oder anticholinerger Komponente kognitive Fähigkeiten beinträchtigen und dadurch die Einwilligungsfähigkeit einschränken (Grisso und Appelbaum 1998a; Maeck und Stoppe 2010; SAMW 2019). Eine Medikamentenreduktion kann in solchen Fällen zu einer Wiederherstellung der Einwilligungsfähigkeit beitragen.

> Bevor zu einer Beurteilung der Einwilligungsfähigkeit übergegangen wird, sollte geprüft werden, ob die Notwendigkeit zur Beurteilung durch angemessene Aufklärung, geeignete Maßnahmen der Entscheidungsassistenz oder eine Anpassung der aktuellen Medikation entfallen kann.

3.4 Vorbereitung des Gesprächs zur Beurteilung der Einwilligungsfähigkeit

Die Entscheidungssituation verstehen

Vor einer Beurteilung der Einwilligungsfähigkeit sollten Sie klären, für welche bestimmte medizinische Entscheidungssituation die Einwilligungsfähigkeit beurteilt werden soll. Dies ist wichtig, da sich die Beurteilung der Einwilligungsfähigkeit immer nur auf eine bestimmte medizinische Entscheidungssituation zu einem bestimmten Zeitpunkt bezieht (▶ Kap. 4). Für jede andere medizinische Maßnahme und jeden anderen Zeitpunkt muss die Einwilligungsfähigkeit grundsätzlich gesondert geprüft werden (Kim 2010; DGGG et al. 2020).

> Vor einer Beurteilung der Einwilligungsfähigkeit sollte sich die beurteilende Person eine Übersicht über die Entscheidungssituation verschaffen.

Eine Klärung der Entscheidungssituation ist zudem erforderlich, da die wesentlichen Aufklärungsinformationen den Inhalt des Gesprächs zur Beurteilung der Einwilligungsfähigkeit bestimmen. Wenn Sie die Beurteilung vorbereiten, sollten Sie sich insbesondere die folgenden Aspekte der Aufklärung aktiv in Erinnerung rufen (Grisso und Appelbaum 1998b):

1. Die Diagnose (d. h., der medizinische Zustand, für den eine Behandlung angeregt wird)
2. Zwei bis drei wesentliche Merkmale des medizinischen Zustands
3. Die Prognose (d. h., der erwartete Verlauf der Erkrankung, wenn sie nicht behandelt wird)
4. Die Behandlungsempfehlung
5. Zwei bis drei wesentliche Merkmale der empfohlenen Behandlung
6. Nutzen und Risiken der empfohlenen Behandlung
7. Die wesentlichen Merkmale sowie Nutzen und Risiken anderer Behandlungsoptionen (sofern mehrere Behandlungen medizinisch indiziert sind)

Die Informationen zu diesen einzelnen Aspekten benutzen Sie später als Informationsquelle für das Gespräch zur Beurteilung der Einwilligungsfähigkeit und zur Strukturierung dieses Gesprächs. Achten Sie hierbei darauf, medizinische Informationen für die Patientin verständlich zu erklären. Die folgende Tabelle verdeutlicht, wie das Zusammentragen der wesentlichen Aufklärungsinformationen bei einer bestimmten Diagnose (Oberschenkelhalsfraktur) aussehen kann (▶ Tab. 3.1).

Tab. 3.1: Beispiel Oberschenkelhalsfraktur

Aufklärungselement	Beispiel
Diagnose	Oberschenkelhalsfraktur
Merkmale des medizinischen Zustands	Bruch des Oberschenkelknochens Fehlstellung des Beins Bewegungsunfähigkeit Schmerzen
Prognose ohne Behandlung	Bleibende Fehlstellung Bewegungsunfähigkeit Schmerzen mögliche Folgen: Hüftkopfnekrose (Absterben des Oberschenkelkopfes), Venenthrombose (Blutgerinnsel in einer Beinvene), Lungenembolie (Verschluss eines Lungengefäßes durch ein Blutgerinnsel)
Behandlungsempfehlung	Totalendoprothese (vollständiger künstlicher Gelenkersatz)
Merkmale der empfohlenen Behandlung	Zeitnahe Operation innerhalb von 24 Stunden Gelenkersatz durch Einsetzen einer Totalendoprothese Narkose
Nutzen und Risiken der empfohlenen Behandlung	Nutzen: Schnelle Wiederherstellung der Beweglichkeit nach der Operation Risiken: Blutungen, Wundheilungsstörungen, Infektion, Nervenverletzungen, Risiko durch die Narkose
Andere Behandlungsoptionen und deren Nutzen und Risiken	Konservative Behandlung ohne Operation (Entlastung, Schmerztherapie, Physiotherapie). Nutzen: Heilung des Bruchs ohne Operation; Risiken: hohes Risiko für schlechte Heilung und Hüftkopfnekrose, höheres Risiko für Venenthrombose und Lungenembolie durch längere Bewegungsunfähigkeit Osteosynthese (hüftkopferhaltende Operation). Nutzen: Hüftkopf wird stabilisiert und erhalten, Beweglichkeit bald wieder hergestellt; Risiken: insbesondere bei älteren Patienten höheres Risiko für Hüftkopfnekrose, schlechtere Heilung des Bruchs

Die Patientin verstehen

Im Vorfeld einer Beurteilung der Einwilligungsfähigkeit sollte eine gezielte Anamnese erhoben werden, um Risikofaktoren für fehlende Einwilligungsfähigkeit, wie etwa bestimmte Diagnosen oder aktuelle psychische Auffälligkeiten, zu identifizieren. Von solchen Auffälligkeiten sollte nicht auf fehlende Einwilligungsfähigkeit geschlossen werden, jedoch bieten sie Anhaltspunkte für eine gezielte Überprüfung bestimmter Entscheidungsfähigkeiten. Wenn beispielsweise neben einer Demenz auch eine Depression mit ausgeprägter Hoffnungslosigkeit vorliegt, sollten Sie insbesondere die Behandlungseinsicht genauer überprüfen (▶ Kap. 4.2).

Weiterhin kann es hilfreich sein, soweit möglich mit Personen zu sprechen, die die Patientin gut kennen, um fremdanamnestisch Informationen über ihre Vorgeschichte und Behandlungspräferenzen zu erhalten (Kim 2010).

Sie sollten sicherstellen, dass der zu beurteilenden Person alle zum Treffen der Behandlungsentscheidung notwendigen Informationen vorliegen, auch im Hinblick auf die verschiedenen Behandlungsoptionen. Eine angemessene, anhand der Anamnese adressatengerecht angepasste Aufklärung ist eine Voraussetzung für die Beurteilung der Einwilligungsfähigkeit und letztlich für die gültige Einwilligung in eine medizinische Maßnahme (Scholten und Vollmann 2017). Wenn beispielsweise aus der Anamnese hervorgeht, dass bei der Person kognitive Einschränkungen im Rahmen einer Demenzerkrankung vorliegen, sollten Sie bei der Beurteilung der Einwilligungsfähigkeit darauf achten, nicht zu viele Informationen gleichzeitig zu vermitteln. Zudem kann in solchen Fällen wiederum die Bereitstellung von Entscheidungsassistenz erforderlich sein, um das Überschreiten der Schwelle zur Einwilligungsfähigkeit zu ermöglichen (ZEKO 2016) (▶ Kap. 2).

4 Beurteilung der Einwilligungsfähigkeit

Matthé Scholten, Astrid Gieselmann, Jakov Gather und Jochen Vollmann

In diesem Kapitel soll beschrieben werden, wie im klinischen Alltag vorgegangen werden kann, wenn die Einwilligungsfähigkeit einer Patientin beurteilt werden soll. Dabei sollen insbesondere auch die Kriterien, auf denen diese Beurteilung basieren sollte, erläutert werden. Es werden zunächst Hinweise zur Gesprächsführung bei der Beurteilung der Einwilligungsfähigkeit gegeben und danach wird auf die Kriterien der Einwilligungsfähigkeit eingegangen. Eine Darstellung der häufig vorkommenden Fehlerquellen bei der Beurteilung von Einwilligungsfähigkeit in der klinischen Praxis findet sich im ▶ Kap. 5.

4.1 Gespräch zur Beurteilung der Einwilligungsfähigkeit

Einwilligungsfähigkeit wird im Rahmen eines Gesprächs beurteilt, in dem sowohl die beurteilende Ärztin als auch die Patientin ausreichend zu Wort kommen. Das Thema des Gesprächs zur Beurteilung der Einwilligungsfähigkeit sind die wesentlichen Aufklärungsinformationen (▶ Kap. 4.3). Das Ziel des Gesprächs ist es, zu beurteilen, ob die Patientin in der Lage ist, die wesentlichen Aufklärungsinformationen in Grundzügen zu verstehen und aufgrund ihrer eigenen Wertvorstellungen und Überzeugungen eine Therapieentscheidung zu treffen.

Der Zeitrahmen für das Gespräch beläuft sich auf etwa 20 bis 30 Minuten. Idealerweise müsste man inklusive Vor- und Nachbereitung etwa 30 bis 40 Minuten für die Beurteilung der Einwilligungsfähigkeit reservieren. Der Ort für das Gespräch sollte bewusst gewählt werden. Aus pragmatischen Gründen werden im klinischen Alltag die meisten Patientengespräche im Zimmer der Patientin geführt. Patientenzimmer sind jedoch keine gute Umgebung für ein Gespräch zur Beurteilung der Einwilligungsfähigkeit, weil hier viele störende Faktoren auftreten und die Privatsphäre der Patientin oft nicht gewährleistet ist (Kim 2010). Praktische Hinweise für die Auswahl des Gesprächsortes und die Schaffung einer passenden Gesprächsatmosphäre sind in Kapitel 2 zusammengestellt (insbesondere ▶ Kap. 2.2).

Der Gesprächsstil sollte an die sprachlichen Fähigkeiten, das Intelligenzniveau und den Kenntnisstand der Patientin angepasst werden. Das bedeutet unter anderem, dass Sie sich in einer für Laien klaren und verständlichen Weise ausdrücken sollten. Insbesondere sollten Sie den Gebrauch medizinischer Fachbegriffe so weit wie möglich vermeiden. Sofern ein medizinischer Fachbegriff unumgänglich ist, sollten Sie den Begriff in einer allgemeinverständlichen Weise erläutern und nachfragen, ob die Patientin diese Erläuterung verstanden hat. Für hilfreiche Gesprächstechniken und Methoden der Entscheidungsassistenz verweisen wir auf Kapitel 2 (insbesondere ▶ Kap. 2.4). Grundsätzlich gilt es zu bedenken, dass jedes Gespräch zur Beurteilung der Einwilligungsfähigkeit eine Chance bietet, eine Patientin in die Lage zu versetzen, selbst eine Therapieentscheidung zu treffen.

In Vorbereitung auf das Gespräch haben Sie in der Regel schon verschiedene Informationen gesammelt (▶ Kap. 3.4). Diese Informationen bilden den Gesprächsinhalt. Bevor Sie auf die Patientin zugehen, sollten Sie sich insbesondere die folgenden Aspekte der Aufklärungsinformationen nochmals aktiv in Erinnerung rufen (Grisso und Appelbaum 1998b):

1. Die Diagnose (der medizinische Zustand, für den eine Behandlung angeregt wird)
2. Zwei bis drei wesentliche Merkmale des medizinischen Zustands (z. B. Symptome)
3. Die Prognose (der erwartete Verlauf der Erkrankung, wenn sie nicht behandelt wird)
4. Die Behandlungsempfehlung
5. Zwei bis drei wesentliche Merkmale der empfohlenen Behandlung
6. Nutzen und Risiken der empfohlenen Behandlung
7. Die wesentlichen Merkmale sowie Nutzen und Risiken anderer Behandlungsoptionen (sofern mehrere Behandlungen medizinisch indiziert sind)

Bevor wir auf die einzelnen Kriterien der Einwilligungsfähigkeit eingehen, soll zur Orientierung ein typischer Gesprächsverlauf beschrieben werden. Ein Muster hierzu und beispielhafte Fragen für das Gespräch zur Beurteilung der Einwilligungsfähigkeit finden Sie im Folgenden.

Eröffnung des Gesprächs

Bei der Eröffnung des Gespräches ist es wichtig daran zu denken, dass das Gespräch zur Beurteilung der Einwilligungsfähigkeit in der Regel nicht auf Anfrage der Patientin stattfindet. Es ist daher möglich, dass die Patientin dem Gespräch ablehnend gegenübersteht, insbesondere, wenn es zuvor schon zu längeren Gesprächen oder Diskussionen über die Therapieentscheidung der Patientin gekommen ist. In solchen Fällen möchte die Patientin wahrscheinlich verhindern, dass ihr die Einwilligungsfähigkeit in Bezug auf die Therapieentscheidung abgesprochen wird.

Von einer für die Patientin nicht transparenten Beurteilung der Einwilligungsfähigkeit ist jedoch abzuraten (Kim 2010). Hilfreicher ist es, das Gespräch mit einer größtmöglichen Transparenz zu führen und das Anliegen und die Zielsetzung des Gesprächs sowie die eigene Rolle von Beginn an offen zu vermitteln. Um mögliche negative Reaktionen zu verhindern, können Sie das offene Ergebnis des Gesprächs betonen. Außerdem können Sie hervorheben, dass das Gespräch eine gute Gelegenheit bietet, sich noch einmal gemeinsam über die anstehende Therapieentscheidung auszutauschen. Wie bei allen professionellen Gesprächen ist es wichtig, den Zeitrahmen schon am Anfang des Gesprächs explizit zu benennen. Die Begrüßung und Eröffnung des Gesprächs könnten beispielsweise folgendermaßen aussehen:

Beispiel: Begrüßung und Eröffnung des Gesprächs

»Sind Sie Herr Schneider? Ich grüße Sie, mein Name ist Elisabeth Oppenheimer. Ich arbeite als Konsiliarpsychiaterin in diesem Krankenhaus. Ich komme zu Ihnen, weil Frau Dr. Müller mich darum gebeten hat. Frau Müller ist Ihre behandelnde Ärztin. Sie haben vor zwei Tagen mit ihr über Ihre Erkrankung und die möglichen Behandlungen gesprochen. Erinnern Sie sich an Frau Müller? Frau Müller war sich unklar, ob Sie damals alle Informationen richtig verstanden haben. Sie hat mich gebeten zu beurteilen, ob Sie aktuell die Informationen zur Behandlung verstehen und eine Entscheidung treffen können. Das nennt man eine Beurteilung der Einwilligungsfähigkeit. Es geht mir nicht darum, dass Sie der von Frau Dr. Müller vorgeschlagenen Behandlung zustimmen. Vielmehr möchte ich beurteilen, ob Sie die Behandlungsentscheidung selbst treffen können oder ob jemand anderes Ihnen dabei helfen oder Sie vertreten und in Ihrem Sinne entscheiden sollte. Dazu möchte ich gerne mit Ihnen über Ihre Erkrankung und die Behandlungsmöglichkeiten sprechen. Dies könnte möglicherweise auch noch Einiges über die Behandlung für Sie verdeutlichen. Das Gespräch würde ungefähr 20 Minuten in Anspruch nehmen.«

Kern des Gesprächs

Nachdem Sie die Patientin über das Ziel und den Zeitrahmen des Gesprächs informiert haben, können Sie zur Beurteilung der Einwilligungsfähigkeit übergehen. Hierbei widmen Sie sich aufeinanderfolgend jeweils nur einem Aspekt der Aufklärungsinformationen. Diese Aspekte umfassen, wie oben beschrieben, unter anderem die wesentlichen Merkmale der Erkrankung, den Krankheitsverlauf bei ausbleibender Behandlung sowie die wesentlichen Merkmale der empfohlenen Behandlung und der anderen Behandlungsoptionen (▶ Kap. 4.2). Das Gespräch sollte jeweils wie folgt strukturiert werden (nach Grisso und Appelbaum 1998b):

1. Informationen vermitteln
2. Raum schaffen für Nachfragen
3. Verständnis abfragen
4. Ggf. bei der Patientin nachfragen
5. Informationen erneut vermitteln und erneut abfragen

Dieses Vorgehen soll an einem Beispiel erläutert werden:

Beispiel: Operative Anlage eines ventrikuloperitonealen Shunts

Herr F., 73 Jahre alt, wurde von seiner Hausärztin unter der Verdachtsdiagnose einer Demenz in das Städtische Krankenhaus zur weiteren Diagnostik und Therapie eingewiesen. Im Aufnahmegespräch stellen die behandelnden Ärzte fest, dass die Merkfähigkeit sowie das Erinnerungsvermögen deutlich reduziert sind. In der orientierenden testpsychologischen Untersuchung erzielt der Patient im Mini-Mental-Status-Test einen Wert von 22. In der vegetativen Anamnese berichtet der Patient von einer zunehmenden Harninkontinenz und in der neurologischen Untersuchung fällt ein kleinschrittiges Gangbild auf. Die MRT-Untersuchung des Gehirns zeigt erweiterte innere Liquorräume bei normalen äußeren Liquorräumen. Nach einer diagnostischen Liquorpunktion kann eine vorübergehende Besserung des Gangbildes festgestellt werden, sodass die behandelnden Ärztinnen die Befunde in der Gesamtschau als Normaldruckhydrozephalus mit leichtgradigem demenziellem Syndrom einordnen. Als Therapie empfehlen die behandelnden Ärztinnen dem Patienten die operative Anlage eines ventrikuloperitonealen Shunts. Diese Therapie lehnt der Patient jedoch ab.

Beispielhaft fokussieren wir uns hier auf die Beurteilung des Informationsverständnisses:

1. Informationsvermittlung:

»Gerade haben wir Ihre Erkrankung und den erwarteten Verlauf der Erkrankung besprochen. Jetzt möchte ich mit Ihnen über die empfohlene Behandlung sprechen. Frau Dr. Müller, ihre behandelnde Ärztin, hat die Therapie mit einem sogenannten Hirnwasser-Shunt empfohlen. Ein Hirnwasser-Shunt ist eine chirurgisch geschaffene Verbindung zwischen den Hirnkammern und der Bauchhöhle. Diese Verbindung wird in der medizinischen Fachsprache auch als »ventrikuloperitonealer Shunt« bezeichnet. Bei diesem Eingriff werden Sie in Rückenlage operiert. Es wird zunächst ein Bohrloch im Schädel geschaffen und es wird ein Silikonschlauch in den Hirnkammern positioniert. Der Schlauch liegt unter der Haut und wird über den Hals bis zum Bauchraum geführt. Auf diese Weise fließt das Hirnwasser in den Bauchraum ab und wird dort aufgenommen.«

2. Raum schaffen für Nachfragen:

»Das waren einige wichtige Merkmale der Behandlung, die Frau Dr. Müller empfohlen hat. Haben Sie dazu vielleicht Fragen? Wenn Sie möchten, kann ich gerne noch einige Aspekte erläutern.«

3. Verständnis erfragen:

»Könnten Sie mir bitte in Ihren eigenen Worten erzählen, welche Behandlung Ihnen empfohlen wurde und was diese Behandlung kennzeichnet?«

Hören Sie aufmerksam zu, wenn die Patientin Ihre Fragen beantwortet, und achten Sie darauf, ob die Patientin die vermittelten Merkmale der empfohlenen Behandlung in eigenen Worten adäquat wiedergibt. Dabei reicht es aus, wenn die Patientin zeigen kann, dass sie die Aufklärungsinformationen in Grundzügen versteht. Eine vollständige und detaillierte Wiedergabe der Aufklärungsinformationen durch die Patientin ist nicht erforderlich.

Wenn die Patientin in ihrer Antwort ein oder mehrere wesentliche Merkmale nicht nennt, fragen Sie konkret nach:

4. Bei der Patientin nachfragen:

»Sie haben mir gerade erzählt, dass während der Operation ein Schlauch in die Hirnwasserkammer eingeführt wird. Können Sie mir sagen, was danach passieren wird?«

Wenn die Patientin in ihrer Antwort die Intervention nicht oder falsch wiedergibt, können Sie die betreffenden Informationen erneut vermitteln und erneut das Verständnis prüfen.

5. Informationen erneut vermitteln und erneut nachfragen:

»Nachdem ein Schlauch in die Hirnwasserkammer eingeführt wird, wird am Bauch ein Schnitt gemacht, um hier ebenfalls einen Schlauch einzuführen. Könnten Sie dieses Vorgehen noch einmal für mich beschreiben?«

Diese Gesprächsstruktur wiederholt sich jeweils bei der Erörterung der verschiedenen Aspekte der Aufklärungsinformationen.

Abschluss des Gesprächs

Am Ende des Gesprächs können Sie die Patientin noch einmal an das Anliegen und die möglichen Ergebnisse des Gesprächs erinnern. Konkret heißt das, dass Sie der Patientin erneut transparent mitteilen, dass in dem Gespräch beurteilt werden soll, ob sie in der Lage ist, die Behandlungsentscheidung selbst zu treffen oder ob eine andere Person (z. B. die rechtliche Betreuerin) die Patientin dabei unterstützen oder sie vertreten sollte. Sie können der Patientin sagen, dass Sie noch Zeit für eine abschließende Beurteilung brauchen und sie informieren werden, sobald Sie ihr das Ergebnis mitteilen können, und sich abschließend für das Gespräch bedanken.

4.2 Kriterien der Einwilligungsfähigkeit und deren Beurteilung

Grundsätzlich ist davon auszugehen, dass eine Patientin bezüglich einer Entscheidung einwilligungsfähig ist. Wie oben bereits erwähnt, gilt dies auch, wenn bei der Patientin eine neuropsychiatrische Diagnose gestellt wurde oder sie eine ›unvernünftige‹ Therapieentscheidung trifft. Eine Beurteilung der Einwilligungsfähigkeit sollte nur bei *begründetem* Zweifel angeregt werden. Eine Übersicht der Gründe für eine Beurteilung der Einwilligungsfähigkeit findet sich im ▶ Kap. 3.1. Diese sind gleichwohl kein Beleg dafür, dass die Patientin in Bezug auf die anstehende Therapieentscheidung als nicht einwilligungsfähig einzustufen ist. Eine Aussage über die Einwilligungsfähigkeit der Patientin kann nur aufgrund einer strukturierten Beurteilung der Einwilligungsfähigkeit anhand von festen Kriterien getroffen werden.

Nach dem von Grisso und Appelbaum (1998a) entwickelten 4-Fähigkeiten-Modell (▶ Abb. 4.1) setzt sich die Einwilligungsfähigkeit aus den folgenden vier Fähigkeiten zusammen:

1. *Informationsverständnis*: die Fähigkeit, die wesentlichen Aufklärungsinformationen in Grundzügen zu verstehen
2. *Krankheits- und Behandlungseinsicht*: die Fähigkeit, den eigenen Gesundheitszustand und die Möglichkeiten der Behandlung realistisch einzuschätzen
3. *Urteilsvermögen*: die Fähigkeit, die möglichen Folgen der verschiedenen Behandlungsoptionen auf Basis der eigenen persönlichen Werthaltungen und Überzeugungen zu bewerten und gegeneinander abzuwägen
4. *Eine Entscheidung kommunizieren*: die Fähigkeit, eine eindeutige Therapieentscheidung kommunizieren zu können

Die folgende Darstellung orientiert sich an den Kriterien des 4-Fähigkeiten-Modells (▶ Abb. 1.1 und ▶ Abb. 4.1). Ein ausreichendes Ausmaß jeder der vier Fähigkeiten ist erforderlich, um die Aufklärungsinformationen in Grundzügen zu verstehen und aufgrund der eigenen Wertvorstellungen und Überzeugungen eine Therapieentscheidung treffen zu können. Diese vier Fähigkeiten bilden somit die Kriterien der Einwilligungsfähigkeit und sollen im Folgenden einzeln erläutert werden. Das MacCAT-T bietet einen Leitfaden für die Gesprächsführung zur Beurteilung der vier Kriterien (▶ Teil II). In der folgenden Darstellung beziehen wir uns auf diesen Leitfaden.

Informationsverständnis

Informationsverständnis betrifft die Fähigkeit einer Patientin, die wesentlichen Aufklärungsinformationen in Grundzügen zu verstehen. Ein guter Test für das Informationsverständnis ist es, die Patientin zu fragen, ob sie die vermittelten Aufklärungsinformationen in eigenen Worten wiedergeben kann. Ein Muster für die

4 Beurteilung der Einwilligungsfähigkeit

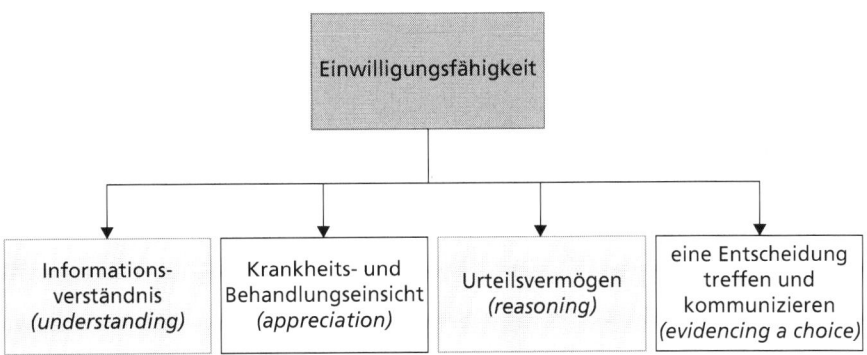

Abb. 4.1: Kriterien der Einwilligungsfähigkeit

Gesprächsführung zur Beurteilung des Verständnisses der Informationen zur empfohlenen Behandlung findet sich oben (▶ Kap. 4.1 »Der Kern des Gesprächs«). Um das Verständnis der vermittelten Informationen zur Diagnose zu beurteilen, könnten Sie beispielsweise fragen:

> »Können Sie mir in eigenen Worten sagen, was der Grund dafür ist, dass wir Ihnen die Behandlung vorschlagen?«

Um das Verständnis der vermittelten Informationen zur Prognose zu beurteilen, könnten Sie beispielsweise fragen:

> »Können Sie mir in eigenen Worten sagen, was zu erwarten ist, wenn wir die Erkrankung nicht behandeln?«

Auf diese Weise passen Sie die Frage jeweils an die unterschiedlichen Aspekte der Aufklärungsinformationen an. Es ist wichtig darauf zu achten, nicht zu viele Informationen gleichzeitig zu vermitteln, bevor das Verständnis der jeweiligen Aspekte beurteilt wird.

Weiterhin sollte der Kommunikationsstil an die kognitiven Fähigkeiten der Patientin angepasst werden. Das heißt mindestens, dass die Informationen für einen Laien verständlich sein sollten und medizinische Fachbegriffe vermieden werden. Eine Anwendung geeigneter Methoden der Entscheidungsassistenz bei der Aufklärung der Patientin ist ratsam (▶ Kap. 2).

Nachdem Sie die Informationen vermittelt und die Frage gestellt haben, hören Sie aufmerksam zu, wie die Patientin Ihre Frage beantwortet. Fragen Sie nach, wenn Sie einen Aspekt der Antwort nicht verstehen oder die Patientin in ihrer Antwort relevante Informationen weglässt oder vergisst (siehe die vorgeschlagene Gesprächsstruktur im vorherigen Abschnitt). Bedenken Sie dabei, dass eine rein wörtliche Wiederholung der Aufklärungsinformationen vonseiten der Patientin nicht ausreichend ist, um ein Verständnis der Informationen zu zeigen. Außerdem ist es nicht erforderlich, dass die Patientin den vermittelten Aufklärungsinformationen zustimmt. Eine Patientin kann beispielsweise den vermittelten Nutzen einer

Therapieoption verstehen, diesen in seinem Wahrheitsgehalt oder in seiner Bedeutung für die eigene gesundheitliche Situation aber bestreiten. Dennoch ist das Informationsverständnis in diesem Fall gegeben.

> Um Informationsverständnis zu zeigen, müssen Patientinnen die wichtigsten Aufklärungsinformationen in eigenen Worten wiedergeben können.
>
> - Eine bloße wörtliche Wiederholung der erhaltenen Informationen ist nicht ausreichend.
> - Eine Zustimmung zu den Informationen ist nicht erforderlich.

Krankheits- und Behandlungseinsicht

Es kommt gelegentlich vor, dass Patientinnen die Aufklärungsinformationen zwar verstehen, aber nicht einsehen können, dass diese Informationen auf die eigene Situation zutreffend sind. Deswegen sollten neben dem Informationsverständnis auch die Krankheits- und Behandlungseinsicht der Patientin beurteilt werden. Die Beurteilung der Krankheits- und Behandlungseinsicht wird am besten mit der Informationsvermittlung im Rahmen der Beurteilung des Informationsverständnisses verknüpft.

Krankheitseinsicht

Krankheitseinsicht betrifft die Fähigkeit einer Patientin, den eigenen Gesundheitszustand realistisch einzuschätzen. Sie beurteilen die Krankheitseinsicht der Patientin vorzugsweise, nachdem Sie im Zuge der Beurteilung des Informationsverständnisses die Informationen zur Diagnose und Prognose vermittelt und das Verständnis dieser beiden Aspekte beurteilt haben. Nach der Vermittlung der Informationen zur Diagnose und der Beurteilung des Verständnisses fragen Sie beispielsweise:

> »Habe ich Ihren gesundheitlichen Zustand richtig beschrieben? Bitte zögern Sie nicht, Ihre eigene Einschätzung zu geben, wenn Sie meinen, dass ich etwas nicht richtig dargestellt habe.«

Wenn die Patientin die Richtigkeit der vermittelten Informationen zu ihrem gesundheitlichen Zustand bestreitet oder diesbezüglich ambivalent ist, gilt es, die Begründung der Patientin für ihre Auffassung zu ermitteln. Dazu können Sie der Patientin z. B. die folgende Frage stellen:

> »Können Sie mir erzählen, warum Sie glauben, dass Sie kein ... [den betreffenden Aspekt der Diagnose oder Symptome erwähnen] haben?«

Nachdem Sie die Informationen zur Prognose vermittelt und das Verständnis beurteilt haben, stellen Sie eine vergleichbare Frage:

»Was glauben Sie, was passieren wird, wenn wir ... [die Erkrankung erwähnen] nicht behandeln?«

Es kommt vor, dass z.B. Patientinnen mit Wahnvorstellungen den eigenen gesundheitlichen Zustand nicht angemessen erfassen können, auch wenn sie die vermittelten Informationen zu Diagnose und Prognose sehr wohl verstehen. Dies ist beispielhaft in der folgenden Vignette dargestellt.

Beispiel: Eingeschränkte Krankheitseinsicht aufgrund einer Wahnvorstellung

Bei einem Patienten mit Mild Cognitive Impairment (MCI) wird zusätzlich die Diagnose einer schweren Depression mit psychotischen Symptomen gestellt. Die Psychiaterin erläutert dem Patienten die Erkrankung und verschiedene Behandlungsoptionen einschließlich der Behandlungsprognose. Der Patient versteht diese Informationen und kann sie in eigenen Worten wiedergeben. Er berichtet, dass ihm Depressionen aus seinem Umfeld bekannt seien. Er selbst habe aber keine Depression, sondern fühle sich niedergedrückt, weil er einen schweren Fehler im Leben begangen habe, den seine Tochter ihm niemals verzeihen werde. Da helfe auch eine Behandlung nicht. Die Tochter berichtet gegenüber der Psychiaterin, dass sie gar nicht wisse, was ihr Vater damit meine, und dass es nie ein gravierendes Problem mit ihrem Vater gegeben habe.

Nicht jede Wahnvorstellung beeinträchtigt die Krankheitseinsicht. Dies ist nur der Fall, wenn die Wahnvorstellung die Behandlungsentscheidung (wenigstens zum Teil) erklärt. In der folgenden Vignette wird ein Fall skizziert, in dem der Patient zwar eine Wahnvorstellung hat, diese die Krankheitseinsicht jedoch nicht beeinträchtigt.

Beispiel: Krankheitseinsicht trotz Wahnvorstellung

Ein 72-jähriger Patient mit einer organisch wahnhaften Störung ist der festen Überzeugung, dass seine Frau ihn betrügt, obwohl es hierfür keine objektiven Anhaltspunkte gibt. Aufgrund einer arteriellen Hypertonie empfiehlt sein Hausarzt ihm die Einnahme eines blutdrucksenkenden Medikaments. Der Patient lehnt die Einnahme jedoch ab, da er grundsätzlich skeptisch gegenüber Medikamenten sei, und äußert, erst einmal mit Gewichtsreduktion und mehr sportlicher Aktivität zu versuchen, seinen Blutdruck zu senken.

Zwar hat der 72-jährige Patient in diesem Beispiel eine Wahnvorstellung, aber seine Wahnvorstellung erklärt seine Ablehnung des blutdrucksenkenden Medikaments nicht. Weder die Wahnvorstellung noch die Behandlungsablehnung sind daher in diesem Beispiel ein Indiz für eine mangelnde Krankheitseinsicht.

Die Krankheitseinsicht kann nicht nur durch Wahnvorstellungen, sondern z.B. auch durch bestimmte psychodynamische Prozesse eingeschränkt werden. Dies wird im folgenden Beispiel deutlich.

> **Beispiel: Eingeschränkte Krankheitseinsicht aufgrund Psychodynamik**
>
> Bei einem Patienten wurde in der Gedächtnisambulanz einer Universitätsklinik die Diagnose eines Mild Cognitive Impairment (MCI) gestellt. Mit dem Patienten wurden die Befunde ausführlich besprochen. Obwohl der Patient die Erläuterungen der Ärztinnen verstanden hat, möchte er sie nicht wahrhaben. Der Patient, der nach seiner Pensionierung noch als Emeritus-Professor an einer Universität arbeitet, leugnet gegenüber Familie und Freunden die Diagnose. Er gehe fest davon aus, dass er noch für viele Jahre im Vollbesitz seiner intellektuellen Fähigkeiten seiner akademischen Arbeit nachgehen könne.

Um Krankheitseinsicht zu zeigen, ist es nicht erforderlich, dass die Patientin der vermittelten Diagnose zustimmt. Es gibt für Patientinnen viele Gründe, eine Diagnose abzulehnen, die nicht auf eine eingeschränkte Krankheitseinsicht hindeuten. So sind beispielsweise viele Diagnosen mit gesellschaftlichen Vorurteilen besetzt, sodass manche Patientinnen für sich ein bestimmtes »Label« vermeiden wollen. Außerdem bekommen Patientinnen im Laufe einer längeren Krankheitsgeschichte manchmal verschiedene Diagnosen trotz ähnlicher oder gleicher Symptome. Daher können sie einer neuen Diagnose mit Misstrauen begegnen. Zur Erfüllung des Kriteriums der Krankheitseinsicht ist es daher ausreichend, wenn die Patientin ihren eigenen gesundheitlichen Zustand angemessen beschreiben kann. So kann eine Patientin z. B. bestreiten, dass die Diagnose »Alzheimer« auf sie zutrifft, aber zugleich adäquat einsehen, dass ihr Gedächtnis deutlich nachgelassen hat und dass sie Unterstützung bei der Bewältigung des Alltags benötigt.

Um Krankheitseinsicht zu zeigen, müssen Patientinnen die relevanten Aspekte ihres eigenen gesundheitlichen Zustands realistisch beschreiben können.

- Es ist nicht erforderlich, dass Patientinnen der vermittelten Diagnose zustimmen.

Behandlungseinsicht

Behandlungseinsicht betrifft die Fähigkeit einer Patientin, die vorhandenen Behandlungsoptionen realistisch einzuschätzen. Sie beurteilen die Behandlungseinsicht der Patientin vorzugsweise, nachdem Sie im Zuge der Beurteilung des Informationsverständnisses die Informationen zum erwarteten Nutzen und den Risiken der empfohlenen Behandlung vermittelt und das Verständnis dieses Aspekts beurteilt haben. Nachdem Sie die Informationen zur empfohlenen Behandlung mit der Patientin besprochen haben, fragen Sie z. B.:

> *»Wir werden gleich noch über andere Behandlungsoptionen sprechen. Lassen Sie uns zunächst auf die medikamentöse Behandlung mit einem Antidepressivum fokussieren, die wir gerade besprochen haben. Ob Sie sich für diese Behandlung entscheiden oder*

nicht, sei erst einmal dahingestellt – darüber werden wir gleich noch sprechen. Jetzt würde mich aber zunächst interessieren: Glauben Sie, dass Sie von der Behandlung profitieren könnten?«

Die Behandlungseinsicht einer Patientin kann z. B. aufgrund einer Depression eingeschränkt sein. Vergleichen Sie folgendes Beispiel.

Beispiel: Anzeigen für eingeschränkte Behandlungseinsicht bei Depression

Ein Patient mit einer beginnenden Demenz und einer schweren depressiven Episode versteht den möglichen Nutzen und die Risiken der Behandlungsoptionen für die Depression und hat bereits bei seiner fünf Jahre älteren Schwester erlebt, wie sich diese vor einigen Jahren durch die Einnahme eines Antidepressivums schnell von einer Depression erholt hat. Für sich selbst sieht der hoffnungslose Patient jedoch keine Aussicht auf Erfolg.

Es ist an dieser Stelle wichtig, bei einer Verneinung des Nutzens der vorgeschlagenen Behandlung vonseiten der Patientin nicht sofort auf eine eingeschränkte Behandlungseinsicht zu schließen. Vielmehr sollten Sie erfragen, aus welchem Grund die Patientin den Nutzen der vorgeschlagenen Behandlung verneint.

»Sie glauben also nicht, dass die Behandlung einen möglichen Nutzen für Sie haben könnte. Können Sie mir sagen, warum Sie dieser Meinung sind?«

Nehmen wir an, dass der oben beschriebene Patient auf diese Nachfrage äußert: »Ich hatte zwar noch nie ein Antidepressivum, aber schauen Sie mich doch an. Ich bin doch nur noch Elend, bei mir macht doch nichts mehr Sinn, es kann gar nicht mehr besser werden.« In diesem Fall zeigt der Patient eine eingeschränkte Behandlungseinsicht, da seine Ablehnung der Behandlung mit einem Antidepressivum auf seiner krankheitsbedingten Hoffnungslosigkeit beruht, durch die er die vorhandenen Behandlungsoptionen nicht realistisch beurteilen kann. Patientinnen können aber auch den Nutzen einer vorgeschlagenen Behandlung verneinen, weil es ihnen sehr wichtig ist, eine mögliche Nebenwirkung dieser Behandlung zu vermeiden und sie daher glauben, dass der Nutzen die Risiken nicht überwiegt. Auch können Patientinnen aus vorheriger Erfahrung einen Grund haben, um den Nutzen der vorgeschlagenen Behandlung zu bezweifeln. Nehmen wir z. B. an, dass der oben beschriebene Patient auf Ihre Nachfrage äußert: »Zeit meines Lebens hatte ich immer wieder Depressionen, noch nie hat mir ein Medikament geholfen. Und glauben Sie mir: ich habe schon viele Medikamente ausprobiert. Vor zehn Jahren habe ich ein paar Mal Elektrokrampftherapie erhalten, danach ging es mir eine Zeit lang besser. Aber ein Antidepressivum war bei mir noch nie wirksam und hat eigentlich immer nur zu Nebenwirkungen geführt.« In diesem Fall zeigt der Patient Behandlungseinsicht, weil er die Möglichkeiten seiner Behandlung realistisch einschätzt.

> Um Behandlungseinsicht zu zeigen, müssen Patientinnen die Möglichkeiten der Behandlung realistisch einschätzen können.
>
> - Es ist nicht erforderlich, dass Patientinnen der vorgeschlagenen Behandlung zustimmen.

Urteilsvermögen

Urteilsvermögen betrifft die Fähigkeit einer Patientin, die möglichen Folgen der verschiedenen Behandlungsoptionen auf Basis der eigenen persönlichen Werthaltungen und Überzeugungen zu bewerten und gegeneinander abzuwägen. In diesem Rahmen wird auch beurteilt, ob die Patientin in der Lage ist, selbst mögliche Folgen der verschiedenen Behandlungsoptionen für die eigene Lebenssituation zu erfassen und diese vor dem Hintergrund der eigenen Werthaltungen und Überzeugungen zu bewerten und gegeneinander abzuwägen.

Es ist wichtig zu beachten, dass das Urteilsvermögen weder die Rationalität der inhaltlichen Ausgangsannahmen oder die inhaltliche »Vernünftigkeit« der Entscheidung der Patientin, sondern vielmehr die Rationalität und Konsistenz ihres Denkprozesses betrifft. Die Rationalität der inhaltlichen Ausgangsannahmen der Patientin wird schon bei der Beurteilung der Krankheits- und Behandlungseinsicht eingeschätzt. Die »Vernünftigkeit« der finalen Entscheidung ist nach einem fähigkeitsbasierten Konzept kein Kriterium der Einwilligungsfähigkeit.

Um die Rationalität des Denkprozesses und die Konsistenz zwischen der finalen Entscheidung und den Ausgangsannahmen der Patientin beurteilen zu können, müssten Sie zunächst wissen, wie sich die Patientin entscheidet. An dieser Stelle ist es daher ratsam, eine vorläufige Entscheidung der Patientin zu erfragen:

> *»Gehen wir nun die Behandlungsoptionen nochmal der Reihe nach durch: [Nennen Sie die Behandlungsoptionen in einer nummerierten Liste (erstens..., zweitens... usw.), inklusive der Option, keine Behandlung durchzuführen]. Welche Option erscheint Ihnen als die beste?«*

Danach können Sie die Begründung der Patientin für ihre vorläufige Entscheidung im Vergleich zu den anderen Behandlungsoptionen besprechen. Sie können dazu beispielsweise fragen:

> *»Aus Ihrer Sicht ist also [ergänzen Sie hier die Behandlungsoption der Wahl der Patientin] die beste Option für Sie. Können Sie mir sagen, warum Ihnen diese Behandlungsoption besser erscheint als die andere?«*

Die Begründung, die die Patientin Ihnen als Antwort auf Ihre Frage genannt hat, können Sie im Anschluss kurz in eigenen Worten zusammenfassen. Wenn nötig, können Sie noch Rückfragen stellen, um offene Punkte oder Details zu klären.

Um Urteilsvermögen zu zeigen, muss die Patientin Folgen für ihr Alltagsleben erfassen können, die nicht schon in den von Ihnen vermittelten Informationen zu Nutzen und Risiken der Behandlungsoptionen enthalten waren, sondern über diese hinausgehen. Sie können die folgende Frage stellen, um diese Fähigkeit zu beurteilen:

»Ich habe Ihnen einige mögliche Vorteile und Risiken von [ergänzen Sie hier die Behandlungsoption der Wahl der Patientin] vermittelt. Wie würden diese verschiedenen Optionen aus Ihrer Sicht Ihr Alltagsleben beeinflussen?«

Im folgenden Beispiel zeigt die Patientin die Fähigkeit, Folgen für ihr Alltagsleben abzuleiten.

Beispiel: Ableiten von persönlichen Folgen

Eine Patientin wurde über einen bestimmten orthopädischen Eingriff aufgeklärt. Auf die Frage nach den Folgen des Eingriffes für ihr Alltagsleben antwortet sie: »Wenn ich den Eingriff nicht durchführen lasse, kann ich irgendwann nicht mehr in meiner Wohnung im vierten Stock ohne Aufzug wohnen und muss umziehen. Bei einer zeitnahen Durchführung des Eingriffs kann ich aber unsere Familienfeier am Ende des Monats vielleicht nicht besuchen. Das werde ich in jedem Fall nicht schaffen, wenn Komplikationen auftreten.«

Wiederholen Sie Varianten dieser Frage auch für weitere Behandlungsoptionen, sofern es weitere Behandlungsoptionen gibt und die Patientin diese nicht schon selbst anspricht.

Um Urteilsvermögen zu zeigen, müssen Patientinnen die möglichen Folgen der verschiedenen Behandlungsoptionen auf Basis der eigenen persönlichen Werthaltungen und Überzeugungen bewerten und gegeneinander abwägen können.

- Es ist nicht relevant, ob Patientinnen eine »vernünftige« Entscheidung treffen oder nicht.

Kommunizieren einer Entscheidung

Kommunizieren einer Entscheidung betrifft die Fähigkeit einer Patientin, eine eindeutige Therapieentscheidung kommunizieren zu können. Diese Fähigkeit ist mit mehreren Kommunikationsarten und -stilen vereinbar. Es ist nicht erforderlich, dass Patientinnen ihre Entscheidung verbal oder schriftlich zum Ausdruck bringen. Sie können die Entscheidung auch non-verbal (z.B. mit Kopfnicken oder Handzeichen) kommunizieren, solange diese Äußerungen eindeutig interpretiert werden können. In der Praxis scheint es daher nur wenige Fälle zu geben, in denen dieses Kriterium nicht erfüllt ist. Eine Patientin im Koma wäre hier ein einschlägiges

Beispiel. Es ist jedoch zu beachten, dass die Fähigkeit des Treffens und Kommunizierens einer Entscheidung auch eine gewisse Festlegung für oder gegen eine Behandlungsoption voraussetzt. Zum Beispiel kann es sein, dass eine Patientin mit einer schweren Depression das Kriterium nicht erfüllt, wenn sie aufgrund hoher Ambivalenz nicht an einer Entscheidung festhalten kann und sich immer wieder umentscheidet.

Um die Fähigkeit des Treffens und Kommunizierens einer Entscheidung beurteilen zu können, können Sie z. B. die folgende Frage stellen:

> *»Gerade erschien Ihnen [Behandlungsoption der vorläufigen Wahl ergänzen] die beste Option. Wie denken Sie jetzt darüber, nachdem wir die Folgen der verschiedenen Behandlungsoptionen genauer besprochen haben? Für welche Option entscheiden Sie sich?«*

Überprüfen Sie noch einmal die Konsistenz zwischen der Entscheidung und den Ausgangsannahmen der Patientin. Sofern Inkonsistenzen hervortreten, machen Sie die Patientin auf diese aufmerksam und besprechen Sie diese noch einmal mit ihr.

> Um die Fähigkeit zur Kommunikation einer Entscheidung zu zeigen, muss die Patientin eine eindeutige Entscheidung kommunizieren können.
>
> - Es ist nicht relevant, welche Entscheidung die Patientin trifft.
> - Es ist nicht erforderlich, dass die Patientin sich verbal oder schriftlich äußert.

4.3 Gesamtbeurteilung

Die Entscheidungsfähigkeiten, die im Gespräch mit der Patientin beurteilt worden sind, sind graduell oder dimensional ausgeprägt. Patientinnen können *mehr oder weniger* fähig sein, die Aufklärungsinformationen zu verstehen und aufgrund der eigenen Wertvorstellungen und Überzeugungen eine Therapieentscheidung zu treffen. Bei der abschließenden Gesamtbeurteilung der Einwilligungsfähigkeit geht es jedoch um die Frage, ob die Patientin in einem hinreichenden Ausmaß über die genannten Entscheidungsfähigkeiten verfügt, um die Aufklärungsinformationen in Grundzügen verstehen und aufgrund der eigenen Wertvorstellungen und Überzeugungen eine Therapieentscheidung treffen zu können. Die Frage nach der Einwilligungsfähigkeit erfordert also eine binäre oder kategoriale Antwort: *entweder* das Ausmaß der Fähigkeiten ist ausreichend und die Patientin ist einwilligungsfähig in Bezug auf die Therapieentscheidung, *oder* das Ausmaß ist nicht hinreichend und die Patientin ist nicht einwilligungsfähig in Bezug auf die Entscheidung.

Das Konzept der Einwilligungsfähigkeit ist binär angelegt, weil es die folgende Frage beantwortet: Kann die Patientin selbst (ggf. mit Unterstützung) die Behandlungsentscheidung treffen *oder* sollte ihre Betreuerin oder Bevollmächtigte stellvertretend für sie und in ihrem Sinne entscheiden? Die Entscheidung, ob das Ausmaß an Entscheidungsfähigkeit hinreichend ist, um eine bedeutsame und verbindliche Therapieentscheidung zu treffen, beruht auf dem klinischen Urteil der Beurteilenden. Deshalb gibt weder das MacCAT-T noch das MacCAT-CR (▶ Teil II) einen Cut-off-Wert vor.

Das Verhältnis zwischen den graduellen und dimensionalen Entscheidungsfähigkeiten einerseits und dem binären und kategorialen Konzept der Einwilligungsfähigkeit ist in ▶ Abb. 4.2 und ▶ Abb. 4.3 schematisch dargestellt. Vergleichen Sie ▶ Kap. 1.2 zur normativen Einordnung des Konzepts der Einwilligungsfähigkeit und ▶ Kap. 1.6 zum Vorgehen bei der stellvertretenden Entscheidungsfindung.

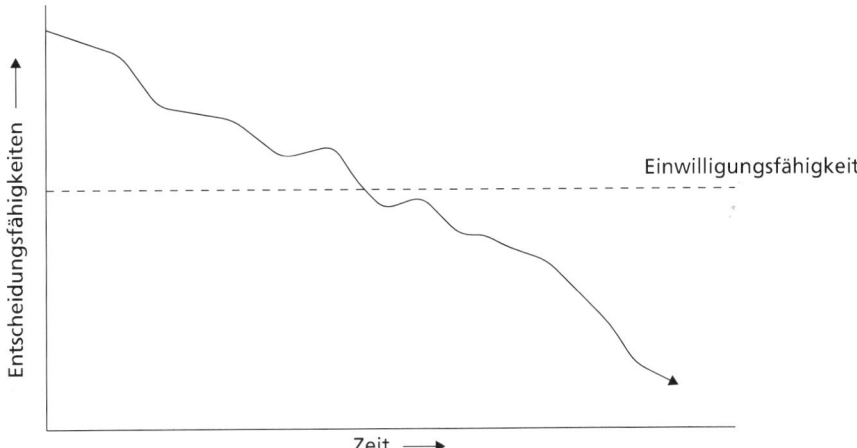

Abb. 4.2: Schematische Darstellung des Verhältnisses von Entscheidungsfähigkeiten und Einwilligungsfähigkeit bei Demenz

Aus den beiden Abbildungen geht hervor, dass die Entscheidungsfähigkeiten einer Patientin dynamisch sind, das heißt, dass sie sich im Laufe der Zeit verbessern oder verschlechtern können. Eine Beurteilung einer Person als einwilligungsfähig oder nicht einwilligungsfähig ist daher immer nur zu einem bestimmten Zeitpunkt gültig. Bei Demenz verschlechtern sich die kognitiven Fähigkeiten im Allgemeinen und die Entscheidungsfähigkeiten im Speziellen in der Regel über einen Zeitraum von Jahren. Aus unterschiedlichen Gründen, u. a. im Rahmen des »Sundowning«-Syndroms, können die Entscheidungsfähigkeiten von Menschen mit Demenz außerdem im Laufe eines Tages schwanken. Es kann daher ratsam sein, Menschen mit Demenz am Anfang des Tages über eine anstehende Therapieentscheidung aufzuklären und auch die Beurteilung der Einwilligungsfähigkeit möglichst früh am Tag durchzuführen, damit Menschen mit Demenz keine unnötigen Nachteile erfahren.

Bei Menschen mit psychotischen oder affektiven Störungen können sich die Entscheidungsfähigkeiten in einer psychotischen, manischen oder depressiven Phase oft innerhalb von wenigen Stunden oder Tagen verschlechtern. Andererseits können sich diese Fähigkeiten auch schnell wieder verbessern, sodass Menschen mit

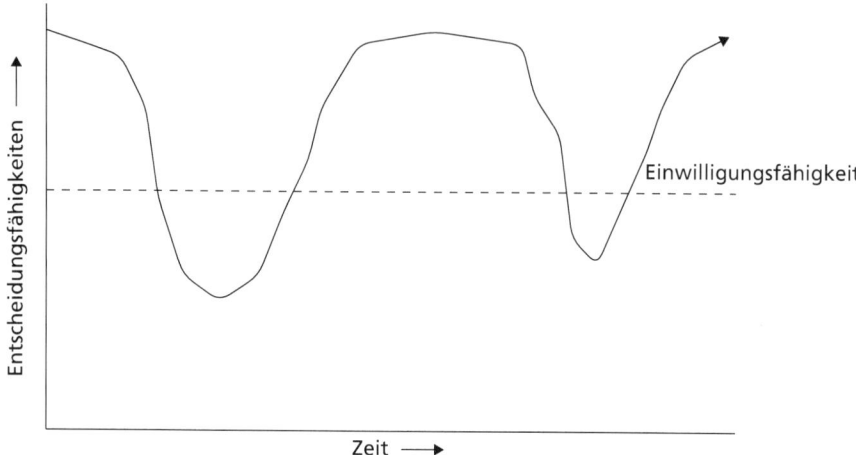

Abb. 4.3: Schematische Wiedergabe des Verhältnisses von Entscheidungsfähigkeiten und Einwilligungsfähigkeit bei psychotischen oder affektiven Störungen

psychotischen oder affektiven Störungen die Einwilligungsfähigkeit wiedererlangen. Dies unterstreicht noch einmal, dass die Gültigkeit einer Beurteilung der Einwilligungsfähigkeit auf einen bestimmten Zeitpunkt begrenzt ist.

Die Höhe der Schwelle der Einwilligungsfähigkeit, d. h. die Anforderungen an das Ausmaß der Entscheidungsfähigkeiten einer Patientin, wird durch die Komplexität der Therapieentscheidung bestimmt. Das erforderliche Ausmaß an Entscheidungsfähigkeiten ist z. B. hoch in Bezug auf eine Entscheidung zu einer Whipple-Operation bei Pankreaskarzinom im frühen Stadium, da die Informationen über die Behandlung und deren Nutzen-Risiko-Verhältnis komplex sind und sich nicht leicht verständlich vermitteln lassen (DGGG et al. 2020). Das erforderliche Ausmaß an Entscheidungsfähigkeiten ist aber niedriger in Bezug auf eine Entscheidung zu einer medikamentösen Behandlung bei Hypercholesterinämie, da sich die Informationen zu dieser medizinischen Maßnahme und deren Nutzen-Risiko-Verhältnis leicht verständlich vermitteln lassen (DGGG et al. 2020). Dies unterstreicht noch einmal, dass die Beurteilung der Einwilligungsfähigkeit immer bezogen auf eine spezifische Therapieentscheidung erfolgt und demgemäß die Gültigkeit einer Beurteilung einer Patientin als einwilligungsfähig oder einwilligungsunfähig immer nur bezogen auf eine bestimmte Therapieentscheidung gegeben ist.

In der Literatur wird darüber hinaus diskutiert, ob die Anforderungen an das Ausmaß der Entscheidungsfähigkeiten einer Patientin auch von den Risiken der Therapieentscheidung abhängen sollten (sog. Risiko-Relativität von Einwilligungsfähigkeit). Obwohl diese konzeptionelle medizinethische Frage bislang noch nicht endgültig geklärt wurde, wird häufig angenommen, dass die Schwelle der Einwilligungsfähigkeit bei risikoreichen Therapieentscheidungen höher angesetzt werden sollte.

Dokumentation der Beurteilung

Es ist wichtig, die Vorbereitung und den Prozess der Beurteilung der Einwilligungsfähigkeit sowie das Gesamturteil transparent darzulegen und zu dokumentieren. Dies dient dazu, dass andere Personen die Beurteilung und das Gesamturteil nachvollziehen und ggf. überprüfen können. Auch hilft eine Dokumentation der beurteilenden Person, alle Schritte der Beurteilung sorgfältig zu durchlaufen und den möglichen Einfluss eigener Vorurteile auf die Beurteilung zu reflektieren und zu korrigieren. Die Dokumentation sollte die folgenden Elemente enthalten:

- Angaben zur Patientin
- Angaben zu der beurteilenden Person
- Zeitpunkt der Beurteilung
- anstehende Therapieentscheidung
- Diagnose, Prognose und Behandlungsempfehlung
- Komplexität der Therapieentscheidung
- initiale Entscheidung der Patientin
- angewandte Maßnahmen der Entscheidungsassistenz, um die Patientin in die Lage zu versetzen, selbst eine Therapieentscheidung treffen zu können
- eine Darlegung anhand konkreter Anhaltspunkte, ob und in welchem Ausmaß die Patientin über die jeweiligen vier Entscheidungsfähigkeiten verfügt
- finale Entscheidung der Patientin
- Gesamtbeurteilung

5 Häufige Fehlerquellen bei der Beurteilung von Einwilligungsfähigkeit

Matthé Scholten

Angehörige der Gesundheitsberufe machen häufig Fehler bei der Beurteilung der Einwilligungsfähigkeit von Patientinnen (► Kap. 1.3). Die häufigsten Fehlerquellen sollen im Folgenden kurz dargestellt werden. Bei der Darstellung der Fehlerquellen bei der Beurteilung von Einwilligungsfähigkeit beziehen wir uns auf einen Artikel von Ganzini und Kollegen (2005).

5.1 Häufige Fehlerquellen

Medizinische und psychiatrische Diagnosen

Die erste Kategorie der häufigen Fehlerquellen bezieht sich auf Fehlschlüsse aufgrund des Vorhandenseins medizinischer und psychiatrischer Diagnosen. Beispiele für falsche Annahmen sind:

- Fehler 1: Patientinnen mit bestimmten neuropsychiatrischen Diagnosen (z.B. Demenz oder Schizophrenie) sind nicht einwilligungsfähig.
- Fehler 2: Patientinnen mit kognitiven Einschränkungen (z.B. niedrigem MMST-Score) sind nicht einwilligungsfähig.
- Fehler 3: Patientinnen mit bestimmten neuropsychiatrischen Symptomen (z.B. psychotischer oder affektiver Symptomatik) sind nicht einwilligungsfähig.

Inhalt der Entscheidung

Die zweite Kategorie umfasst Fehlschlüsse aufgrund des Inhalts der Therapieentscheidung der Patientin. Diese äußern sich in den folgenden falschen Annahmen:

- Fehler 4: Wenn eine Patientin die empfohlene Behandlung ablehnt, kann angenommen werden, dass die Patientin nicht einwilligungsfähig ist.
- Fehler 5: Solange eine Patientin die empfohlene Behandlung zustimmt, besteht kein Grund, ihre Einwilligungsfähigkeit zu beurteilen.

Bedeutung einer Beurteilung einer Patientin als nicht einwilligungsfähig

Die dritte Kategorie umfasst Fehlschlüsse aufgrund einer Beurteilung einer Patientin als nicht einwilligungsfähig. Diese äußern sich in den folgenden falschen Annahmen:

- Fehler 6: Wenn eine Patientin als nicht einwilligungsfähig in Bezug auf eine medizinische Entscheidung beurteilt worden ist, ist sie nicht einwilligungsfähig in Bezug auf alle medizinischen Entscheidungen.
- Fehler 7: Wenn eine Patientin in der Vergangenheit als nicht einwilligungsfähig beurteilt worden ist, ist sie auch jetzt nicht einwilligungsfähig.

Rechtlicher Status

Die vierte Kategorie umfasst Fehlschlüsse aufgrund des rechtlichen Status der Patientin. Diese äußern sich in den folgenden falschen Annahmen:

- Fehler 8: Wenn eine Patientin eine rechtliche Vertreterin (z. B. rechtliche Betreuerin oder Bevollmächtigte) hat, ist sie nicht einwilligungsfähig.
- Fehler 9: Wenn eine Patientin gesetzlich untergebracht worden ist (z. B. auf Basis des Betreuungsrechts oder der Psychisch-Kranken-(Hilfe)-Gesetze der Länder), ist sie in Bezug auf medizinische Entscheidungen nicht einwilligungsfähig.

Beurteilende Person

Die fünfte und letzte Kategorie enthält ein Missverständnis über die erforderliche Expertise und Zuständigkeit der beurteilenden Person. Dieses äußert sich in der folgenden falschen Annahme:

- Fehler 10: Nur Psychiaterinnen können die Einwilligungsfähigkeit einer Patientin beurteilen.

5.2 Erläuterung der Fehlerquellen

Zum Verständnis des Konzepts der Einwilligungsfähigkeit sollen die zehn häufigsten Fehlerquellen kurz erläutert werden.

Fehlschlüsse aufgrund medizinischer oder psychiatrischer Diagnosen

Merkmale wie eine neuropsychiatrische Diagnose, kognitive Einschränkungen und neuropsychiatrische Symptome stellen einen Risikofaktor für Einwilligungsunfähigkeit dar (Kim 2010). Einwilligungsunfähigkeit kommt in dieser Personengruppe also häufiger vor als in der Allgemeinbevölkerung. Daher können diese Diagnosen Anlass zu einer Beurteilung der Einwilligungsfähigkeit geben, vor allem wenn sie zusammen mit anderen Faktoren auftreten, die einen Zweifel an der Einwilligungsfähigkeit begründen können (▶ Kap. 3.1). Innerhalb der jeweiligen Patientinnengruppen ergibt sich dennoch ein gemischtes Bild: Manche Patientinnen sind nicht einwilligungsfähig, viele aber einwilligungsfähig (Kim 2010). Einwilligungsunfähigkeit kann daher nicht aus neuropsychiatrischen Diagnosen, kognitiven Einschränkungen oder neuropsychiatrischen Symptomen abgeleitet werden.

Fehlschlüsse aufgrund des Inhalts der Therapieentscheidung der Patientin

In unserer liberalen und pluralistischen Gesellschaft haben Patientinnen das Recht, eine Behandlung abzulehnen, und zwar auch dann, wenn die Behandlung aus medizinischer Sicht vielversprechend erscheint und die Behandlungsablehnung gravierende gesundheitliche Folgen hätte. So darf beispielsweise eine Zeugin Jehovas nach einem Unfall die Gabe von Blutkonserven ablehnen, auch wenn sie dadurch sterben würde. Wenn Patientinnen die vom Behandlungsteam empfohlene Behandlung ablehnen und dadurch ein Konflikt entsteht, zeigt dies zunächst, dass die Patientin andere Wertvorstellungen und Überzeugungen als das Behandlungsteam hat. Die Einwilligungsunfähigkeit der Patientin kann nicht aus ihrer Behandlungsablehnung abgeleitet werden, und zwar auch dann nicht, wenn letztere dem Behandlungsteam »unvernünftig« erscheint. Im Umkehrschluss kann auch die Zustimmung zur empfohlenen Behandlung nicht als ein Indiz für die Einwilligungsfähigkeit der Patientin interpretiert werden. Es kann nämlich sein, dass eine nicht einwilligungsfähige Patientin der empfohlenen Behandlung lediglich zustimmt, weil sie die Folgen der Behandlung nicht versteht oder sich unter Druck gesetzt fühlt. Sowohl eine Ablehnung einer medizinisch vielversprechenden Behandlung als auch eine Einwilligung in eine besonders invasive oder risikoreiche Behandlung können jedoch ein Anlass zur Beurteilung der Einwilligungsfähigkeit sein, vor allem dann, wenn zusätzlich andere Faktoren vorliegen, die Zweifel an der Einwilligungsfähigkeit begründen (▶ Kap. 3.3).

Fehlschlüsse aufgrund der Beurteilung einer Patientin als nicht einwilligungsfähig

Einwilligungsfähigkeit beschreibt die Fähigkeit, die wesentlichen Aufklärungsinformationen verstehen und aufgrund der eigenen Wertvorstellungen und Überzeugungen eine Therapieentscheidung treffen zu können. Die Komplexität von medizinischen Entscheidungen variiert jedoch stark. Die Entscheidung zu einer Whipple-Operation bei Pankreaskarzinom ist beispielsweise sehr komplex, da die möglichen Folgen sehr komplex sind und sich nicht leicht verständlich vermitteln lassen (DGGG et al. 2020). Wenn eine Patientin in Bezug auf diese Entscheidung als nicht einwilligungsfähig beurteilt worden ist, so folgt hieraus nicht, dass sie z.B. auch in Bezug auf eine Entscheidung zu einer Statinbehandlung bei Hypercholesterinämie nicht einwilligungsfähig ist. In letzterem Fall lassen sich nämlich sowohl die Intervention als auch das Nutzen-Schaden-Verhältnis leicht verständlich vermitteln (DGGG et al. 2020). Darüber hinaus können die für Einwilligungsfähigkeit erforderlichen Entscheidungsfähigkeiten mit der Zeit schwanken. Eine Verbesserung oder Verschlechterung der relevanten Fähigkeiten kann nicht nur im Laufe einiger Wochen oder Monate (z.B. beim progredientem Abbau der kognitiven Leistungsfähigkeit bei Alzheimer-Demenz), sondern auch schon innerhalb eines Tages auftreten (z.B. bei einem Delir oder beim sogenannten »Sundowning«-Syndrom bei Demenz). Aus diesen Gründen ist die Gültigkeit des Ergebnisses einer Beurteilung der Einwilligungsfähigkeit immer auf eine *bestimmte Entscheidungssituation* zu einem *bestimmten Zeitpunkt* beschränkt.

Fehlschlüsse aufgrund des rechtlichen Status der Patientin

Nach dem deutschen Betreuungsrecht hat die rechtliche Vertreterin (rechtliche Betreuerin oder Bevollmächtigte) die Aufgabe, nur dann stellvertretend für die Betreute zu entscheiden, wenn die Betreute in Bezug auf eine konkrete Behandlungsentscheidung nicht einwilligungsfähig ist (§ 1821 Abs. 1 BGB i.V.m. § 630d Abs.1 BGB). In allen anderen Fällen hat die Betreute das Recht, ihre eigenen Entscheidungen zu treffen. Auch eine gesetzliche Unterbringung gibt keinen Aufschluss darüber, ob eine Person im Hinblick auf eine während der Unterbringung anstehende medizinische Behandlung einwilligungsfähig ist oder nicht.

Missverständnis über die erforderliche Expertise der beurteilenden Person

Dieses Missverständnis hängt mit den ersten drei Fehlern zusammen. Wenn man annimmt, dass die Einwilligungsfähigkeit einer Patientin über ihre neuropsychiatrische Diagnose, kognitiven Einschränkungen oder neuropsychiatrischen Symptome zu bestimmen sei, so liegt es auf der Hand, die Beurteilung der Einwilligungsfähigkeit an eine Fachperson mit besonderer Expertise in der Feststellung dieser Faktoren zu delegieren. Dies mag in bestimmten schwierigen Fällen im Sinne eines psychiatrischen Konsils auch ratsam sein. Wie oben schon angedeutet wurde, beziehen sich die Kriterien der Einwilligungsfähigkeit jedoch nicht auf Psychopathologie, sondern vielmehr auf psychologische Entscheidungsfähigkeiten. Überdies ist die Beurteilung der Einwilligungsfähigkeit primär die Aufgabe der behandelnden Ärztin. Hinreichende Kenntnisse der Kriterien der Einwilligungsfähigkeit sowie

Erfahrung mit deren Anwendung in konkreten Fällen sollten daher alle Ärztinnen haben.

6 Einwilligungsfähigkeit in der klinischen Forschung

Esther Braun und Matthé Scholten

Für Demenzerkrankungen wie die Alzheimer-Demenz existieren keine kurativen Behandlungsmöglichkeiten, die den Krankheitsverlauf wesentlich beeinflussen würden. Biomedizinische Forschung in diesem Bereich ist notwendig, um neue diagnostische Verfahren und Therapien zu entwickeln. Da Demenzerkrankungen mit einem relevanten Risiko für fehlende Einwilligungsfähigkeit einhergehen, ist bei einer potenziellen Studienteilnahme von Personen mit Demenz in der Regel eine Beurteilung der Einwilligungsfähigkeit nötig. Zudem müssen Besonderheiten bedacht werden, die sich bei der Beteiligung nicht einwilligungsfähiger Personen an medizinischer Forschung ergeben (Gieselmann und Vollmann 2020; Kim 2010; Scholten et al. 2018).

In diesem Kapitel werden zunächst relevante Besonderheiten des Forschungsgegenüber dem Behandlungskontext aufgezeigt, die Unterscheidung zwischen eigen-, gruppen- und fremdnütziger Forschung erklärt und ethische Richtlinien der Forschung mit einwilligungsfähigen und nicht einwilligungsfähigen Menschen mit Demenz erläutert. Anschließend werden die Kriterien der Einwilligungsfähigkeit im Forschungskontext dargestellt.

6.1 Unterschiede zwischen Behandlungs- und Forschungskontext

Der Forschungskontext weist einige wesentliche Unterschiede zum Behandlungskontext auf. Das primäre Ziel klinischer Behandlungen ist die Förderung des gesundheitlichen Wohls von Patientinnen. Forschung jedoch hat nicht den individuellen Nutzen der Studienteilnehmenden zum primären Ziel – auch wenn dies ebenfalls ein Ziel der Studie sein kann –, sondern das Erlangen wissenschaftlicher Erkenntnisse (Kim 2010). Behandelnde Ärztinnen haben primär das Interesse, ihren Patientinnen zu helfen und sie zu heilen. Wissenschaftlerinnen haben hingegen primär das Interesse, generalisierbare und verlässliche Forschungsdaten zu erheben (Scholten et al. 2018). Während medizinisch angezeigte Behandlungen ein positives Nutzen-Risiko-Verhältnis für die individuelle Patientin aufweisen, haben die meisten wissenschaftlichen Studien keinen individuellen Nutzen für die Studienteilnehmerin, bringen aber Belastungen und Risiken mit sich. Da das primäre Ziel von

Forschung nicht der Nutzen der Patientin ist und sich das Nutzen-Risiko-Verhältnis gegenüber dem Behandlungskontext häufig verschiebt, ist die informierte Einwilligung im Forschungskontext zentral (Kim 2010).

Relevant ist hierbei insbesondere die Möglichkeit eines sogenannten therapeutischen Missverständnisses. Hiermit werden Situationen bezeichnet, in denen eine Studienteilnehmerin den Unterschied zwischen Behandlungs- und Forschungskontext und deren unterschiedliche Ziele nicht erfasst. Dies ist beispielsweise der Fall, wenn eine Studienteilnehmerin annimmt, dass sie von einer Studienteilnahme profitieren wird und nicht realisiert, dass der Zweck der Studie lediglich im erzielten Erkenntnisgewinn liegt (Appelbaum et al. 1982). Obwohl es Unsicherheiten bei der Bestimmung genauer Zahlen gibt, ist anzunehmen, dass therapeutische Missverständnisse weitverbreitet sind. Um solchen Missverständnissen vorzubeugen und eine informierte Einwilligung zu gewährleisten, sind eine umfassende Aufklärung der Studienteilnehmerinnen und die Beurteilung ihrer Einwilligungsfähigkeit im Forschungskontext wesentlich.

6.2 Eigennützige, gruppennützige und fremdnützige Forschung

Bei der ethischen und rechtlichen Zulässigkeit der Teilnahme von Personen mit fehlender Einwilligungsfähigkeit an klinischen Studien bestehen Unterschiede hinsichtlich sogenannter eigennütziger, gruppennütziger und fremdnütziger Forschung. Um festzustellen, ob eine Studie eigennützig ist oder nicht, müssen Sie in einem ersten Schritt den erwarteten individuellen Nutzen der Studienteilnahme mit den Belastungen und Risiken der Studienteilnahme vergleichen.

Der *erwartete individuelle Nutzen* einer Studie setzt sich aus dem Wert positiver Folgen der Studienteilnahme für die Studienteilnehmerin und deren Wahrscheinlichkeit zusammen. Dies kann zum Beispiel die prozentuale Wahrscheinlichkeit für eine Verbesserung des gesundheitlichen Zustands durch die Gabe eines Medikaments im Rahmen der Studienteilnahme sein.

Das *Risiko* einer Studie setzt sich aus dem Wert negativer Folgen für die Studienteilnehmerin und deren Wahrscheinlichkeit zusammen. Dies kann beispielsweise die Wahrscheinlichkeit des Auftretens einer unerwünschten Wirkung des in einer Studie verabreichten Medikaments sein.

Die *Belastung* durch eine Studie bezeichnet den Wert der negativen Erfahrungen, die mit der Durchführung der studienspezifischen Maßnahmen selbst, abgesehen von deren Risiken, in jedem Fall einhergehen. Dies kann beispielsweise die Durchführung von Maßnahmen wie Blutentnahmen und apparativen Untersuchungen während der Studienteilnahme sein.

Das *Nutzen-Risiko-Verhältnis* einer Studie ist das Verhältnis zwischen dem erwarteten individuellen Nutzen der Studienteilnahme und der Belastung sowie den

Risiken der Studienteilnahme. Das Nutzen-Risiko-Verhältnis ist *positiv*, wenn der erwartete individuelle Nutzen für die Studienteilnehmerin die Risiken und Belastung überwiegt. Das Nutzen-Risiko-Verhältnis ist *negativ*, wenn Risiken und Belastung den erwarteten individuellen Nutzen überwiegen.

Wenn Sie das Nutzen-Risiko-Verhältnis der Studie eingeschätzt haben, vergleichen Sie dieses in einem zweiten Schritt mit dem Nutzen-Risiko-Verhältnis der etablierten Behandlungsoptionen.

Eine Studie ist *eigennützig*, wenn das Nutzen-Risiko-Verhältnis der Studienteilnahme für die Studienteilnehmerin genauso günstig oder günstiger ist als das der etablierten Behandlungsoptionen. Dies kann sich beispielsweise auf die Gabe eines neuen Medikaments zur Behandlung der Alzheimer-Demenz im Rahmen einer Studie beziehen, wenn die Studienteilnehmerin durch die Einnahme bisher verfügbarer Medikamente unter erheblichen Nebenwirkungen gelitten hat (Scholten et al. 2018). Beachten Sie, dass eine Studie mit einem positiven Nutzen-Risiko-Verhältnis für die individuelle Studienteilnehmerin nicht automatisch auch eine eigennützige Studie ist. Es ist schließlich möglich, dass das Nutzen-Risiko-Verhältnis einer etablierten Behandlungsoption günstiger ist als das der Studienteilnahme.

Eine Studie ist *nicht eigennützig*, wenn das Nutzen-Risiko-Verhältnis der Studienteilnahme ungünstiger für die Studienteilnehmerin ist als das der etablierten Behandlungsoptionen. Nicht-eigennützige Forschung kann entweder gruppennützig oder fremdnützig sein.

Gruppennützige Forschung hat einen erwartbaren Nutzen für andere Personen, die derselben Bevölkerungsgruppe angehören wie die Studienteilnehmerin, beispielsweise, da sie an derselben Erkrankung leiden. Dies bezieht sich z. B. auf Untersuchungen zur Pathophysiologie bestimmter Erkrankungen oder zur Identifikation von Prognosemarkern (Marckmann und Pollmächer 2017). Beispielsweise können Studien, in denen Untersuchungen an Personen mit Alzheimer-Demenz vorgenommen werden, um Krankheitsprozesse besser zu verstehen oder den Krankheitsverlauf vorherzusagen, einen Nutzen für die Gruppe der Personen mit Alzheimer-Demenz insgesamt haben, da sie zu einem besseren Verständnis der Erkrankung beitragen.

Fremdnützige Forschung strebt einen Nutzen für eine andere Patientengruppe oder die Allgemeinbevölkerung an, also nicht nur für die Gruppe, der die Studienteilnehmerin aufgrund ihrer Erkrankung angehört (Gieselmann und Vollmann 2020). Dies bezeichnet beispielsweise Situationen, in denen an gesunden Studienteilnehmerinnen Medikamente zur Behandlung von Erkrankungen getestet werden, an denen die Studienteilnehmerinnen nicht selbst leiden.

6.3 Klinische Forschung mit Menschen mit Demenz: ethische Richtlinien

Einwilligungsfähige Personen

Wenn eine Person mit Demenz in eine Forschungsstudie eingeschlossen werden soll, müssen ihr zunächst die wesentlichen Informationen zur Studie vermittelt werden und ihre Einwilligungsfähigkeit hinsichtlich der Teilnahme an der Studie beurteilt werden. Wenn eine Person einwilligungsfähig ist oder mittels Entscheidungsassistenz in den Zustand der Einwilligungsfähigkeit versetzt werden kann, bestehen keine pauschalen Einschränkungen für die Teilnahme an eigen-, gruppen- oder fremdnützigen Studien. In diesem Fall müssen der potenziellen Studienteilnehmerin die vollständigen Informationen zur Studie vermittelt werden. Wenn die Person die Informationen versteht und ihre informierte Einwilligung zur Studienteilnahme gibt, kann sie in die Studie eingeschlossen werden.

Hierbei ist zu beachten, dass Personen mit Demenz auch aufgrund von anderen Faktoren als einer fehlenden Einwilligungsfähigkeit als vulnerabel eingestuft werden können. Beispielsweise können die Entscheidungsoptionen von Personen eingeschränkt sein, wenn diese in Institutionen wie Pflegeheimen leben, die sie beispielsweise aufgrund einer eingeschränkten Mobilität nicht verlassen können. Sie können zudem in einem Abhängigkeitsverhältnis zum medizinischen oder Pflegepersonal stehen (CIOMS 2016). Beide Faktoren können die Freiwilligkeit der Entscheidung zur Forschungsteilnahme beeinträchtigen.

In solchen Fällen sind daher besondere Schutzmaßnahmen erforderlich. Es ist zu empfehlen, in Rücksprache mit der zuständigen Ethikkommission zu klären, welche Schutzmaßnahmen im Einzelfall geeignet sind. Beispiele sind die Benennung einer Vertrauensperson und die Einschränkung der Studienteilnahme auf gruppennützigen Studien oder auf Studien mit minimalen Risiken und einer minimalen Belastung (CIOMS 2016).

Nicht einwilligungsfähige Personen

Ein beachtlicher Teil der Personen mit Demenz ist nicht einwilligungsfähig in Bezug auf die Teilnahme an medizinischer Forschung. Jedoch werden einwilligungsunfähige Personen nicht pauschal von der Teilnahme an klinischen Studien ausgeschlossen. Insbesondere bei eigennütziger Forschung würde der Ausschluss von nicht einwilligungsfähigen Personen zu einem Nachteil für diese Personen führen, da ihnen hierdurch eine medizinische Behandlungsmöglichkeit mit einem günstigeren Nutzen-Risiko-Verhältnis gegenüber den etablierten Therapieformen vorenthalten würde.

Bei nicht-eigennützigen Studien ist die Unterscheidung zwischen gruppen- und fremdnütziger Forschung zu beachten. Fremdnützige Forschung bei nicht einwilligungsfähigen Personen geht mit einem höheren Risiko für Missbrauch einher, da diese möglicherweise leichter verfügbar sind. Nicht einwilligungsfähige Personen dürfen daher nicht in Forschung einbezogen werden, deren Durchführung auch mit einwilligungsfähigen Personen möglich ist (Gieselmann und Vollmann 2020). Eine Teilnahme von nicht einwilligungsfähigen Personen mit Demenz an gruppennützigen Studien erscheint hingegen unter bestimmten Bedingungen ethisch gerechtfertigt, um beispielsweise zu einem besseren Verständnis von Demenzerkrankungen beizutragen.

Eigennützige Forschung

Die Teilnahme an eigennütziger Forschung ist auch für nicht einwilligungsfähige Personen zulässig, wenn bestimmte Voraussetzungen erfüllt sind (Scholten et al. 2018). Zunächst sollten Sie feststellen, wer die gesetzliche Vertreterin der potenziellen Studienteilnehmerin ist. Daraufhin sollten Sie diese vollständig über die Studie, das Studienprotokoll und den erwarteten Nutzen und die Risiken der Studienteilnahme aufklären. Die potenzielle Studienteilnehmerin sollte dabei so weit wie möglich und mit Rücksicht auf ihre kognitiven Fähigkeiten in die Entscheidungsfindung einbezogen werden. Die gesetzliche Vertreterin sollte darauf hingewiesen werden, dass sie sich bei der Entscheidung über die Studienteilnahme an einer ggf. vorhandenen Patientenverfügung oder Forschungsvorausverfügung oder am mutmaßlichen Willen der potenziellen Studienteilnehmerin zu orientieren hat.

Die Zustimmung der potenziellen Studienteilnehmerin sollte soweit möglich eingeholt werden. Die *Zustimmung (assent)* bezieht sich auf den verbalen oder non-verbalen (z. B. Verhalten, Gestik oder Körpersprache) Ausdruck der Bereitschaft zur Studienteilnahme einer nicht einwilligungsfähigen Person. Die Zustimmung sollte von der informierten Einwilligung *(informed consent)* unterschieden werden. Letztere bezieht sich auf die rechtlich wirksame Einwilligung einer einwilligungsfähigen und vollständig aufgeklärten Person. Die Zustimmung der Person sollte im Studienverlauf und insbesondere vor und während jeder studienspezifischen Maßnahme sichergestellt werden.

Wenn die Person Widerspruch äußert, muss dies ebenfalls berücksichtigt werden und die Person kann nicht in die Studie eingeschlossen bzw. muss von der Studie ausgeschlossen werden. Der *Widerspruch (dissent)* bezieht sich auf den verbalen oder non-verbalen Ausdruck des Wunsches einer nicht einwilligungsfähigen Person, die Studienteilnahme abzubrechen oder sich einer studienspezifischen Maßnahme nicht unterziehen zu wollen. Wenn eine Studienteilnehmerin Widerspruch gegen die Durchführung einer studienspezifischen Maßnahme äußert, muss dieser grundsätzlich respektiert werden. Für die Durchführung einer Maßnahme im Rahmen einer eigennützigen Studie gegen den aktuellen Willen der Studienteilnehmerin gelten dieselben Bedingungen wie für eine Zwangsbehandlung (vgl. § 1832 BGB).

Gruppennützige Forschung

Die Teilnahme nicht einwilligungsfähiger Personen an gruppennütziger Forschung wird generell unter bestimmten Voraussetzungen als zulässig angesehen. Richtlinien wie die EU-Verordnung Nr. 536/2014 und die Deklaration von Helsinki benennen hierfür verschiedene Bedingungen, auf die wir im Folgenden näher eingehen. Eine Teilnahme nicht einwilligungsfähiger Personen an gruppennütziger Forschung ist in Deutschland nur möglich, wenn (1) die Forschungsergebnisse nicht durch Studien an einwilligungsfähigen Personen erzielt werden könnten, (2) die Studienteilnahme mit minimalen Risiken und Belastungen einhergeht, (3) bei Arzneimittelstudien eine Forschungsvorausverfügung erstellt wurde, und (4) die rechtliche Vertreterin zustimmt.

Subsidiaritätsprinzip

Nicht einwilligungsfähige Personen dürfen nur in eine gruppennützige Studie eingeschlossen werden, wenn die erzielten Forschungsergebnisse nicht durch Studien mit einwilligungsfähigen Personen gewonnen werden könnten. In der Literatur wird dieses Prinzip auch als *Subsidiaritätsprinzip* bezeichnet. Dies kann beispielsweise bei einer longitudinalen Studie der Fall sein, die bei Personen mit Alzheimer-Demenz untersucht, welche individuellen Faktoren den Krankheitsverlauf der Alzheimer-Demenz positiv oder negativ beeinflussen. Wenn die Beantwortung der Forschungsfrage auch durch Studien mit einwilligungsfähigen Studienteilnehmerinnen möglich wäre, ist die Forschung mit nicht einwilligungsfähigen Personen hingegen nicht zulässig (Gieselmann und Vollmann 2020; Scholten et al. 2018). Dies wäre beispielsweise der Fall, wenn eine nicht einwilligungsfähige Person mit Demenz und Kolonkarzinom an einer Studie zu Prognosemarkern für das Kolonkarzinom teilnehmen würde. Zwar würde hierdurch ein potenzieller Gruppennutzen für Personen mit Demenz und Kolonkarzinom erzielt werden, jedoch wäre dieser Nutzen auch durch die Teilnahme von ausschließlich einwilligungsfähigen Personen mit Kolonkarzinom erreichbar.

Minimale Risiken und Belastungen

Gruppennützige Studien an nicht einwilligungsfähigen Personen dürfen nur zu minimalen Risiken und Belastungen führen. Eine Studie hat *minimale Risiken und Belastungen*, wenn die mit der Studie verbundenen Risiken und Belastungen jene des alltäglichen Lebens nicht übersteigen, bzw. nicht höher sind als die Risiken und Belastungen, die mit medizinischen oder psychologischen Routineuntersuchungen verbunden sind (Scholten et al. 2018). Hierunter fallen beispielsweise eine klinische Beobachtung, körperliche Untersuchungen, psychometrische Tests, Ultraschalluntersuchungen oder eine zusätzliche Entnahme kleiner Mengen Blut (Marckmann und Pollmächer 2017). Nicht hierunter fallen beispielsweise invasive Maßnahmen wie eine Liquorentnahme.

Forschungsvorausverfügung bei Arzneimittelstudien

In Deutschland waren gruppennützige Arzneimittelstudien bei nicht einwilligungsfähigen Personen bis zur Verabschiedung der vierten Änderung des Arzneimittelgesetzes im Jahr 2016 verboten. Seitdem ist die Teilnahme nicht einwilligungsfähiger Personen an solchen Studien zulässig, wenn die potenzielle Studienteilnehmerin – zusätzlich zu den bereits genannten Bedingungen – in einer Forschungsvorausverfügung festgelegt hat, dass sie eine Teilnahme an solcher Forschung wünscht (Gieselmann und Vollmann 2020; Marckmann und Pollmächer 2017; Scholten et al. 2018). Eine *Forschungsvorausverfügung* ist ein Dokument, in dem eine Person für den Fall ihrer späteren Einwilligungsunfähigkeit schriftlich festlegen kann, dass sie einer Teilnahme an bestimmten zukünftigen gruppennützigen Studien zustimmt. Diese Regelung bezieht sich ausschließlich auf Arzneimittelstudien; andere Studien bleiben hiervon unberührt. Für nicht-medikamentöse Studien ist also keine Forschungsvorausverfügung notwendig (Gieselmann und Vollmann 2020).

Mithilfe von Forschungsvorausverfügungen soll das in empirischen Studien beschriebene Problem umgangen werden, dass Stellvertreterinnen die Präferenzen von Betreuten häufig nicht korrekt vorhersagen können und anders entscheiden als die Betreuten selbst entschieden hätten (Shalowitz et al. 2006). Durch eine Forschungsvorausverfügung kann statt dem mutmaßlichen Willen eine konkrete Entscheidung der Person herangezogen werden (Scholten et al. 2018).

Die Abfassung einer Forschungsvorausverfügung ist an bestimmte Voraussetzungen gebunden. So muss die Person zur Abfassung einer gültigen Forschungsvorausverfügung einwilligungsfähig und volljährig sein. Für das Abfassen einer Forschungsvorausverfügung ist ferner eine ärztliche Aufklärung erforderlich. Bei dieser Aufklärung sind alle Informationen mitzuteilen, die für eine informierte Einwilligung zur Studienteilnahme nötig sind. Rechtlich ist dabei nicht klar vorgegeben, wie detailliert die Aufklärung sein muss, d. h. ob detaillierte Informationen über eine spezifische Studie mitgeteilt werden müssen oder ob eine Aufklärung über die Art der Studie im Allgemeinen ausreichend ist (Scholten at al. 2018).

Die Vermittlung von Informationen über eine spezifische Studie ist in den meisten Fällen nicht möglich: Da die kognitive Beeinträchtigung im Rahmen einer Demenzerkrankung langsam über Jahre eintritt, müsste die Person einer spezifischen Studie schon Jahre vor deren Durchführung zustimmen, obwohl das Forschungsprotokoll der spezifischen Studie zu diesem Zeitpunkt noch nicht festgelegt worden wäre oder noch nicht bekannt wäre. Realistisch ist eher die Zustimmung zu einer bestimmten *Art* von Studie. Eine Person könnte z. B. in einer Forschungsvorausverfügung festlegen, welchen forschungsspezifischen Maßnahmen sie zustimmen und welche sie ablehnen würde (Scholten et al. 2018). Dies erscheint realistisch, da gruppennützige Studien auf minimale Risiken und Belastungen beschränkt sind und die Anzahl der potenziellen Maßnahmen mit minimalen Risiken und einer minimalen Belastung überschaubar ist. Die gesetzliche Vertreterin hat bei der Umsetzung der Forschungsvorausverfügung die Aufgabe, im konkreten Fall zu prüfen, inwiefern eine Studienteilnahme den in der Verfügung festgelegten Wünschen der potenziellen Studienteilnehmerin entspricht (Scholten et al. 2018).

Einwilligung der rechtlichen Vertreterin

Eine weitere Bedingung für die Teilnahme nicht einwilligungsfähiger Personen an gruppennützigen Studien ist die Einwilligung der rechtlichen Vertreterin. Hierbei gelten dieselben Voraussetzungen wie bei der Teilnahme an eigennützigen Studien: Die rechtliche Vertreterin hat sich bei der Entscheidung über die Studienteilnahme an einer ggf. vorhandenen Forschungsvorausverfügung oder am mutmaßlichen Willen der potenziellen Studienteilnehmerin zu orientieren; die Studienteilnehmerin sollte soweit möglich in die Entscheidungsfindung einbezogen werden; ihre Zustimmung sollte eingeholt und ein möglicher Widerspruch sollte berücksichtigt werden. Auch wenn eine Forschungsvorausverfügung vorliegt, ist ein Widerspruch der Studienteilnehmerin zu berücksichtigen. Wenn eine Studienteilnehmerin verbal oder nonverbal äußert, nicht mehr an der Studie teilnehmen oder sich einer studienspezifischen Maßnahme nicht unterziehen zu wollen, wird die Forschungsvorausverfügung hierdurch überschrieben und die Studienteilnahme muss beendet werden (Gieselmann und Vollmann 2020).

Fremdnützige Forschung

Fremdnützige Forschung ist nur zulässig, wenn die Person einwilligungsfähig ist und freiwillig ihre informierte Einwilligung zur Studienteilnahme gibt. Fremdnützige Forschung mit nicht einwilligungsfähigen Personen ist daher unzulässig.

6.4 Die Kriterien der Einwilligungsfähigkeit im Forschungskontext

Das 4-Fähigkeiten-Modell der Einwilligungsfähigkeit, das im Behandlungskontext angewendet wird (▶ Kap. 1.4 und ▶ Kap. 4), wird auch im Forschungskontext eingesetzt und kann auch hier mit Entscheidungsassistenz kombiniert werden. Ob Einwilligungsfähigkeit vorliegt, bzw. ob diese durch Entscheidungsassistenz erreicht werden kann, wird nach den Kriterien Informationsverständnis, Einsichtsfähigkeit, Urteilsvermögen und Kommunizieren einer Entscheidung bewertet (Grisso und Appelbaum 2001; Kim 2010).

1. *Informationsverständnis:* die Fähigkeit, die vermittelten relevanten Informationen über die Art der Studie sowie Risiken und Nutzen einer Studienteilnahme zu verstehen.
2. *Einsichtsfähigkeit:* die Fähigkeit, Informationen über eine Studienteilnahme oder Nicht-Teilnahme auf die eigene Situation zu beziehen und deren Bedeutung für die eigene Situation zu ermessen.

3. *Urteilsvermögen:* die Fähigkeit, Informationen zu verarbeiten und Alternativen vergleichend abzuwägen, indem die Risiken und Vorteile verschiedener Handlungsoptionen auf Basis der eigenen persönlichen Werthaltungen und Überzeugungen beurteilt werden.
4. *Kommunizieren einer Entscheidung:* die Fähigkeit, sich für oder gegen eine Teilnahme an einer Studie zu entscheiden und diese Präferenz klar zu kommunizieren.

Diese Kriterien werden im MacArthur Competence Assessment Tool for Clinical Research (MacCAT-CR) operationalisiert, der in ▶ Teil II »MacCAT-T und MacCAT-CR« in deutscher Übersetzung wiedergegeben ist. Das MacCAT-CR ist ein Instrument, mit dem die vier relevanten Fähigkeiten für eine Studienteilnahme durch ein leitfadengestütztes Interview eingeschätzt werden können. Die im MacCAT-CR erhobenen Informationen müssen ggf. durch Informationen zu den Diagnosen der Studienteilnehmerin und den medizinischen und sozialen Umständen ergänzt werden, unter denen die Entscheidung getroffen wird (Grisso und Appelbaum 2001).

Das MacCAT-CR verbindet die Mitteilung von Informationen für die informierte Einwilligung zur Teilnahme an einer Studie mit einer Einschätzung der Fähigkeit der Studienteilnehmerin, die Information zu verstehen und eine Entscheidung über die Forschungsteilnahme zu treffen. Der Inhalt des Leitfadens muss für jedes Forschungsprojekt angepasst werden, jedoch nicht für jede einzelne Studienteilnehmerin. Allerdings sollten Sie Vokabular und Sprache an den Fähigkeiten der Studienteilnehmerin ausrichten, um die Informationen verständlich zu vermitteln (Grisso und Appelbaum 2001).

Die vier Fähigkeiten werden bei einer potenziellen Studienteilnehmerin grundsätzlich beurteilt. Hierbei muss nicht beurteilt werden, ob diese Fähigkeiten für sämtliche relevanten Informationen im Rahmen einer Studie vorliegen, da diese sehr umfangreich sein können. Stattdessen werden diese Fähigkeiten auszugsweise hinsichtlich einiger repräsentativer Inhalte überprüft (Grisso und Appelbaum 2001; Kim 2010).

In der Regel wird die Einwilligungsfähigkeit einmalig zu Beginn der Studie festgestellt. Wenn absehbar ist, dass die Einwilligungsfähigkeit sich im Verlauf der Studie verändert, was beispielsweise im progredienten Verlauf einer Demenzerkrankung möglich ist, sollte dies bereits im Rahmen der initialen Beurteilung der Einwilligungsfähigkeit angesprochen werden. Wenn unvorhergesehen während des Verlaufs der Studie Hinweise auf den Verlust der Einwilligungsfähigkeit auftreten oder Veränderungen an der Studie vorgenommen werden, muss bestätigt werden, dass weiterhin eine informierte Einwilligung zur Studienteilnahme besteht (Kim 2010). Eine Übersicht von Hinweisen auf eine fehlende Einwilligungsfähigkeit finden Sie in ▶ Kapitel 3.1.

Vor der Beurteilung der Einwilligungsfähigkeit sollten Sie sich als Beurteilerin mit dem Studienprotokoll und den Informationen, die den Studienteilnehmerinnen mitgeteilt werden, vertraut machen sowie ein klares Verständnis möglicher Risiken für die Studienteilnehmerin erlangen. Sie sollten sich bewusst machen, welchen Zweck die Studie hat, welchen möglichen Nutzen und welche Risiken und

Belastungen die Studie für die Studienteilnehmerin hat und ob durch eine Studienteilnahme potenziell auf andere effektive Behandlungsmöglichkeiten verzichtet wird (Kim 2010).

Die Dauer des Interviews im Rahmen des MacCAT-CR beträgt 15–20 Minuten. Einleitend sollten Sie der Studienteilnehmerin zunächst erläutern, dass es sich um ein Gespräch über ihr Verständnis der Informationen zur Studienteilnahme handelt. Für die Struktur und den Stil des Gesprächs können Sie sich am Gesprächsmuster für die Beurteilung der Einwilligungsfähigkeit im Behandlungskontext in Kapitel 4 (▶ Kap. 4.1) orientieren.

Während des Gesprächs sollten die Antworten der Studienteilnehmerin zunächst getrennt bewertet werden (Grisso und Appelbaum 2001). Eine Gesamtbewertung der Fähigkeiten und der Einwilligungsfähigkeit erfolgt anschließend basierend auf den Notizen. Es kann kein standardisierter Punktewert festgelegt werden, der angeben würde, ob Einwilligungsfähigkeit vorliegt oder nicht, da die Schwelle zur Einwilligungsfähigkeit genauso wie im Behandlungskontext von der Komplexität der spezifischen Entscheidung abhängt. Die Einwilligungsfähigkeit muss daher im Verhältnis zur spezifischen Studie bestimmt werden. Sie sollten berücksichtigen, dass die Schwelle zur Einwilligungsfähigkeit bei nicht-eigennützigen Studien anders als im Behandlungskontext gesetzt werden sollte, da diese Studien kein positives Nutzen-Risiken-Verhältnis für individuelle Studienteilnehmerinnen aufweisen. Es gilt festzuhalten, dass bei der Festlegung der Schwelle zur Einwilligungsfähigkeit nur der direkte Nutzen für die Studienteilnehmerin selbst einbezogen werden sollte, nicht aber der Nutzen für die Gesamtgesellschaft, der aus der Studie resultiert (Kim 2010).

Informationsverständnis

Die Überprüfung der Fähigkeit zum Informationsverständnis im Rahmen des MacCAT-CR besteht aus fünf Teilbereichen. Es sollten Informationen mitgeteilt werden, die sich auf alle fünf Teilbereiche beziehen. Die fünf Teilbereiche beziehen sich auf (1) die Art des Forschungsprojektes, dessen Ziele und wesentliche Bestandteile; (2) das primäre Ziel des Projektes, nämlich wissenschaftlicher Erkenntnisgewinn, nicht der individuelle Nutzen der Studienteilnehmerin; (3) Abweichungen von der regulären Behandlung durch die Studienteilnahme; (4) potenzielle Risiken und der potenzielle Nutzen der Studienteilnahme für die Studienteilnehmerin; und (5) die Freiwilligkeit der Studienteilnahme sowie die Möglichkeit zur Beendigung der Studienteilnahme zu jedem Zeitpunkt (Grisso und Appelbaum 2001). Hierbei sollten Sie Beispiele für Informationen wählen, die für eine informierte Einwilligung zur Studienteilnahme notwendig sind, nicht die vollständigen Studieninformationen.

Während der Mitteilung der Informationen sollte die Studienteilnehmerin die Möglichkeit haben, die mündlich wiedergegebenen Informationen parallel selbst zu lesen. Anschließend bitten Sie die Studienteilnehmerin darum, die Informationen in eigenen Worten wiedergeben. Wenn wesentliche Informationen fehlen, sollten Sie zunächst nachfragen. Wenn wesentliche Informationen falsch wiedergegeben werden oder auch auf Nachfrage fehlen, sollten Sie die Informationen einmalig erneut mitteilen und erneut nachfragen.

Einsichtsfähigkeit

Die Überprüfung der Einsichtsfähigkeit bezieht sich auf die Fähigkeit zu verstehen, wie sich die Studienteilnahme auf die Studienteilnehmerin selbst auswirkt. In diesem Abschnitt erfolgt keine Mitteilung von Informationen. Die Beantwortung von drei Fragen soll zeigen, inwiefern die Studienteilnehmerin die Auswirkungen einer Studienteilnahme auf ihre eigene Situation versteht. Hierbei wird überprüft, ob die potenzielle Studienteilnehmerin einsehen kann, (1) dass das Ziel des Projekts nicht die Optimierung der Behandlung der Studienteilnehmerin ist, sondern der wissenschaftliche Erkenntnisgewinn; (2) dass die Studienmethodik Vorrang gegenüber der individuellen Versorgung der Studienteilnehmerin haben kann, z. B. bei der Verwendung von Placebos; und (3) dass die Teilnahme ohne negative Konsequenzen für die Studienteilnehmerin abgelehnt oder zu einem späteren Zeitpunkt abgebrochen werden kann (Grisso und Appelbaum 2001).

Durch die drei Fragen soll sichergestellt werden, dass die Patientin (1) nicht glaubt, dass die Studienteilnahme einen persönlichen Nutzen für sie erzielen soll (therapeutisches Missverständnis), (2) versteht, dass sie bei placebokontrollierten Studien mit einer fünfzigprozentigen Chance ein Placebo erhält und (3) nicht annimmt, bei der Ablehnung einer Studienteilnahme eine schlechtere Behandlung zu erhalten. Hierbei sollten Sie sorgfältig nachfragen, um die Einsichtsfähigkeit der Patientin zu eruieren.

Urteilsvermögen

In Bezug auf das Urteilsvermögen untersuchen Sie, ob die potenzielle Studienteilnehmerin alternative Handlungsoptionen – d. h. eine Teilnahme und Nichtteilnahme an der Studie – gegeneinander abwägen kann. Die Stabilität der Entscheidung wird dadurch festgestellt, dass die Präferenz der Studienteilnehmerin einmal am Anfang und einmal am Ende dieses Abschnitts festgehalten wird. Zudem wird überprüft, ob die potenzielle Studienteilnehmerin (1) potenzielle Konsequenzen der Entscheidung abwägen, (2) Vor- und Nachteile unterschiedlicher Alternativen vergleichen, und (3) Konsequenzen für ihr tägliches Leben, die sich aus einer Teilnahme und Nichtteilnahme an der Studie ergeben, erfassen kann; und (4) ob die Entscheidung der Studienteilnehmerin unter Einbezug ihrer individuellen Ziele logisch konsistent ist.

Kommunizieren einer Entscheidung

Das Kommunizieren einer Entscheidung wird analog zum MacCAT-T bestimmt (vgl. ▶ Kap. 4.2, »Kommunizieren einer Entscheidung«).

Teil II MacCAT-T und MacCAT-CR

Der »MacCAT-T Protokollbogen«, »MacCAT-T Bewertungsbogen«, »MacCAT-T Protokollbogen Alternative Behandlungsoptionen« und der »MacCAT-CR Protokollbogen« sind als Online-Zusatzmaterialien unter folgendem Link für Sie verfügbar[1]:
Link: https://dl.kohlhammer.de/978-3-17-038716-4.

---

1 Wichtiger urheberrechtlicher Hinweis: Alle zusätzlichen Materialien, die im Download-Bereich zur Verfügung gestellt werden, sind urheberrechtlich geschützt. Ihre Verwendung ist nur zum persönlichen und nichtgewerblichen Gebrauch erlaubt. Jede Verwendung außerhalb der engen Grenzen des Urheberrechts ist ohne Zustimmung des Verlags unzulässig und strafbar. Das gilt insbesondere für Vervielfältigungen, Übersetzungen, Mikroverfilmungen und für die Einspeicherung und Verarbeitung in elektronischen Systemen.

MacArthur Competence Assessment Tool for Treatment (MacCAT-T)

Übersetzt durch Jonas Karneboge, Julia Haberstroh und Matthé Scholten

Die Übersetzung des Instruments wurde nach der TRAPD-Methode (Translation, Review, Adjudication, Pretest, Documentation; Harkness 2003) durchgeführt. Dabei wurde der englische Originaltext ins Deutsche übersetzt. Zur Sicherstellung der Genauigkeit und Adäquatheit der Übersetzung wurde zusätzlich eine Rückübersetzung ins Englische durchgeführt. Diese Rückübersetzung wurde von Paul S. Appelbaum und Thomas Grisso überprüft und genehmigt, um sicherzustellen, dass der ursprüngliche Sinn und Inhalt des Textes korrekt und vollständig wiedergegeben wurde.

Auszug mit freundlicher Genehmigung aus: Thomas Grisso, Paul S. Appelbaum (1998) *MacArthur Competence Assessment Tool for Treatment (MacCAT-T)*. Professional Resource Press. Sarasota, FL.

Einleitung

Das MacArthur Competence Assessment Tool for Treatment (MacCAT-T) bietet Ärztinnen und anderen Angehörige der Gesundheitsberufe praktische Leitlinien bei der Beurteilung der Entscheidungsfähigkeiten von Patientinnen im Kontext der informierten Einwilligung in eine Behandlung. Das MacCAT-T ist ein Interviewleitfaden, der Klinikerinnen hilft, Informationen von Patientinnen zu sammeln, die für die Beurteilung der Einwilligungsfähigkeit oder der Fähigkeit, eine Behandlung abzulehnen, besonders wichtig sind.

Das MacCAT-T-Interview wurde entwickelt, um den Prozess der Aufklärung von Patientinnen mit der Beurteilung ihrer Einwilligungsfähigkeit zu verbinden. Die Informationen über die Erkrankung der Patientin, die Behandlungsoptionen und deren Nutzen und Risiken werden in das MacCAT-T-Formular eingetragen, bevor die Klinikerin das Gespräch mit der Patientin führt. Das MacCAT-T führt die Klinikerin dann durch einen Prozess, in dem die Patientin über die Umstände informiert wird, die bei der Erteilung einer informierten Einwilligung berücksichtigt werden sollten. Die Fragen, die im Rahmen des MacCAT-T-Interviews gestellt werden, rufen Antworten hervor, die Aufschluss über das Ausmaß an Fähigkeiten der Patientinnen in vier Bereichen geben: *Informationsverständnis*, *Krankheits- und Behandlungseinsicht*, *Urteilsvermögen* und *Kommunizieren einer Entscheidung*. Die Antworten der Patientinnen werden anhand der Kriterien zur Bewertung ihrer Angemessenheit in jedem der vier Bereichen der Einwilligungsfähigkeit beurteilt.

Die vier Fähigkeiten, die mit dem MacCAT-T bewertet wurden, wurden durch eine umfassende Analyse der rechtlichen Bestimmungen zur Einwilligungsfähigkeit im Behandlungskontext bestimmt (Appelbaum und Grisso 1988, 1995; Appelbaum und Roth 1982; Berg et al. 1996). Vollständige Definitionen dieser Fähigkeitskonzepte und Fallbeispiele zu ihrer Veranschaulichung finden Sie in *Assessing Competence to Consent to Treatment* (Grisso und Appelbaum 1998a). Sie sind wie folgt definiert:

- *Informationsverständnis* der behandlungsbezogenen Informationen, wobei der Schwerpunkt auf den Informationskategorien liegt, über welche die Patientinnen entsprechend den gesetzlichen Bestimmungen zur informierten Einwilligung aufgeklärt werden müssen.
- *Einsicht* in die Bedeutung der Informationen für die persönliche Situation der Patientin, wobei der Schwerpunkt auf der Erkrankung und der Möglichkeit liegt, dass eine Behandlung von Nutzen wäre.
- *Urteilsvermögen* bei der Entscheidung für eine Behandlung, wobei der Schwerpunkt auf der Fähigkeit liegt, Alternativen im Hinblick auf ihre Folgen zu vergleichen, einschließlich der Fähigkeit, Rückschlüsse auf die Auswirkungen der Alternativen auf das tägliche Leben der Patientin zu ziehen.
- *Kommunizieren einer Entscheidung* über eine Behandlung.

Die Bewertungskriterien des MacCAT-T bieten Klinikerinnen die Möglichkeit, deren Meinung über die Angemessenheit oder Unangemessenheit der einzelnen Antworten der Teilnehmerinnen zum Ausdruck zu bringen. Eine Summe der Bewertungen der Teilnehmerin für die Fragen innerhalb eines bestimmten Fähigkeitstyps gibt einen Hinweis auf das Ausmaß der Fähigkeit der Teilnehmerin, mit Informationen und Entscheidungen über die Erkrankung und deren Behandlung umzugehen. Das MacCAT-T gibt jedoch keine »Cut-off-Werte« an, die »Einwilligungsfähigkeit« oder »Einwilligungsunfähigkeit« in den vier Fähigkeiten darstellen. Dies liegt daran, dass das MacCAT-T so konzipiert wurde, dass es mit einem wesentlichen Grundsatz der rechtlichen Bestimmung von Einwilligungsfähigkeit übereinstimmt: Es existiert kein fest definiertes Ausmaß einer Fähigkeit, das bei allen Erkrankungen oder in allen medizinischen Situationen mit Einwilligungsfähigkeit oder -unfähigkeit in Verbindung gebracht werden kann. (Siehe Kapitel 2 in Grisso und Appelbaum, 1998a, für eine Erläuterung dieses Grundsatzes sowie anderer Grundsätze, die für den Verständnis der Einwilligungsfähigkeit wichtig sind.)

Außerdem liefert das MacCAT-T keine »MacCAT-T-Gesamtwertung«. Es liefert Bewertungen für jeden der vier oben beschriebenen Fähigkeiten der Einwilligungsfähigkeit, bildet aber keine Summe dieser Werte. Dies hängt mit einem anderen Grundsatz der Einwilligungsfähigkeit zusammen: In einigen Fällen kann eine erhebliche Beeinträchtigung der Fähigkeit in einem der vier Bereichen zu einer klinischen Einschätzung der Einwilligungsunfähigkeit führen, selbst wenn die Fähigkeiten der Teilnehmerin in den anderen drei Bereichen durchaus ausreichend sind.

Wenn Klinikerinnen das MacCAT-T einsetzen, um die Einwilligungsfähigkeit von Patientinnen zu beurteilen, ist es wichtig, dass die Ergebnisse mit anderen klinischen und weiteren unterstützenden Daten integriert werden und dass der Kontext, in dem das Interviewverfahren eingesetzt wurde, berücksichtigt wird. Es stellt einen Missbrauch des MacCAT-T dar, wenn man die Einwilligungsfähigkeit von Patientinnen allein auf der Grundlage ihrer MacCAT-T-Werte beurteilen würde. Das vollständige Verfahren zur Beurteilung der Einwilligungsfähigkeit von Patientinnen ist in dem bereits erwähnten Buch beschrieben, mit dem Klinikerinnen, die das MacCAT-T verwenden, vertraut sein sollten.

Die Anwendung des MacCAT-T umfasst drei Schritte: *die Vorbereitung*, bei der die Klinikerin Informationen über die Patientin und die Behandlungsoptionen einholt und ordnet (auf dem MacCAT-T-Protokollbogen), um die Aufklärungsinformationen für das Interview zusammenzustellen; *das Interview* selbst; und *die Beurteilung* der Fähigkeiten der Patientinnen bei der Beantwortung der Interviewfragen. Das Manual ist nach diesen drei Rubriken gegliedert.

1 Vorbereitung

Vor dem Gespräch mit der Patientin bereitet die Klinikerin die Informationen vor, über die die Patientin aufgeklärt werden soll. Wenn es sich bei der Klinikerin um die Ärztin der Patientin handelt, ist sie bereits gut über die Erkrankung und den Behandlungsbedarf der Patientin informiert. Falls die Klinikerin, der die Beurteilung durchführt, nicht die behandelnde Klinikerin ist, müssen die Informationen, die für die Vorbereitung der Aufklärung und des Beurteilungsprozesses erforderlich sind, bei der behandelnden Klinikerin und/oder in der Krankenakte der Patientin eingeholt werden.

1. *Diagnose der Erkrankung:* Bestimmen Sie die Diagnose der Patientin und schreiben Sie deren Namen in das Feld Nr. 1 im Abschnitt »Informationsverständnis – Erkrankung« des Protokollbogens.
2. *Merkmale der Erkrankung:* Wählen Sie drei Merkmale dieser Erkrankung aus, deren Verständnis für die Patientin am wichtigsten ist, um eine fundierte Entscheidung über die Behandlung treffen zu können. Beschreiben Sie diese Merkmale in den Feldern Nr. 2 bis 4 im Abschnitt »Informationsverständnis – Erkrankung« des Protokollbogens. Die »Merkmale« einer Krankheit, über die aufzuklären ist, sind je nach Erkrankung und Umständen sehr unterschiedlich und hängen zum Teil davon ab, ob die Symptome der Erkrankung in erster Linie biologischer oder psychosozialer Natur sind. Zu den Möglichkeiten gehören Beschreibungen von kritischen biologischen Mechanismen, Ursachen, Krankheitsanzeichen und Symptomen.
3. *Prognose der Erkrankung:* Bestimmen Sie den wahrscheinlichen Verlauf der Erkrankung, wenn keine Behandlung durchgeführt wird. Beschreiben Sie die unbehandelten Folgen der Störung in Feld Nr. 5 im Abschnitt »Informationsverständnis – Erkrankung« des Protokollbogens.
4. *Empfohlene Behandlung:* Bestimmen Sie diejenige Behandlung, die nach dem Urteil der behandelnden Klinikerin im besten medizinischen Interesse der Patientin liegt, und tragen Sie diese in das Feld Nr. 1 im Abschnitt »Informationsverständnis – Behandlung« des Protokollbogens ein.

5. *Merkmale der empfohlenen Behandlung:* Wählen Sie zwei oder drei Merkmale der Behandlung aus, deren Verständnis für die Patientin wichtig sind, um eine informierte Entscheidung treffen zu können, und beschreiben Sie diese in den Feldern Nr. 2 bis 4 im Abschnitt »Informationsverständnis – Behandlung« des Protokollbogens. Zu den Merkmalen einer Behandlung, über die an dieser Stelle aufgeklärt wird, sollten weder Nutzen noch Risiken gehören. Der Schwerpunkt liegt dabei auf dem Behandlungsprozess, d. h. darauf, welche Vorbereitungen erforderlich sind, wie die Behandlung abläuft, welche Nachsorgemaßnahmen ergriffen werden und wie lange die Behandlung dauert.
6. *Nutzen und Risiken der empfohlenen Behandlung:* Bestimmen Sie zwei der wichtigsten erwarteten Vorteile der Behandlung sowie die bestmögliche Schätzung über deren Eintrittswahrscheinlichkeit. Beschreiben Sie diese, einschließlich ihrer Wahrscheinlichkeit, in den Feldern Nr. 1 und 2 im Abschnitt »Informationsverständnis – Nutzen und Risiken« des Protokollbogens. Bestimmen Sie dann die wichtigsten zu erwartenden Risiken, Belastungen und/oder Nebenwirkungen der Behandlung sowie die bestmögliche Einschätzung über deren Eintrittswahrscheinlichkeit. Beschreiben Sie diese, einschließlich ihrer Wahrscheinlichkeit, in den Feldern 3 und 4 im Abschnitt »Informationsverständnis – Nutzen und Risiken« des Protokollbogens.
7. *Alternative Behandlungsoptionen:* (OPTIONAL) Wiederholen Sie die Schritte 4 bis 6 für alle alternativen Behandlungsoptionen, über die die Patientin aufgeklärt werden soll, und tragen Sie die Informationen in das Formular »Alternative Behandlungsoptionen« ein.

> HINWEIS: Schritt 7 ist für die Beurteilung der Einwilligungsfähigkeit der Patientin nicht unbedingt erforderlich; die Leistung der Patientin in Bezug auf die in Schritt 4 gewählte Behandlung kann repräsentativ für die Leistung der Patientin bei Behandlungsentscheidungen im Allgemeinen sein. Schritt 7 kann jedoch in Fällen nützlich sein, in denen es wünschenswert ist, zu dokumentieren, dass die Patientin alle Optionen verstanden hat – zum Beispiel in komplexen Fällen, die möglicherweise eine gerichtliche Überprüfung erfordern.

2 Interview

Vorgehen

Das MacCAT-T-Interview kombiniert die Aufklärung der Patientinnen im Rahmen der informierten Einwilligung mit der Beurteilung ihrer Fähigkeit, die Informationen zu verstehen und Entscheidungen über ihre Behandlung zu treffen. Das Gespräch sollte in der ab der nachfolgenden Seite beschriebenen Reihenfolge ablaufen. Eine gewisse Freiheit bleibt jedoch möglich, um den Bedürfnissen einzelner Patientinnen gerecht zu werden, solange alle Teile des Gesprächsablaufs am Ende des Gesprächs behandelt worden sind.

Interviewstil

Während des gesamten Gesprächs ist es wichtig, dass Klinikerinnen ihre Angaben und Fragen (Wortschatz, Satzlänge, Sprechtempo) an die sprachlichen Fähigkeiten, das Intelligenzniveau und die emotionalen Bedürfnisse der Patientinnen anpassen.

Dokumentation

Die Antwort der Patientinnen auf die Interviewfragen sollte in den mit »Antwort« gekennzeichneten Feldern des Protokollbogens festgehalten werden. Die Beurteilungen des Informationsverständnisses, der Krankheits- und Behandlungseinsicht, des Urteilsvermögens und des Kommunizierens einer Entscheidung werden im Anschluss an das Interview aufgrund der Notizen der Klinikerin an diesen Stellen eingetragen. Der Protokollbogen liefert der Klinikerin kurze Hinweise, die sich auf folgende ausführlichere Beschreibung beziehen.

Einführung

Beschreiben Sie der Patientin das Ziel dieses Gesprächs, indem Sie es als Beratungsgespräch und Austausch anbieten. Erklären Sie, dass Sie Ihre Perspektive auf die Erkrankung der Patientin und die möglichen Behandlungsmethoden erläutern werden und dass Sie mit der Patientin besprechen wollen, wie sie die Informationen auffasst. Ermuntern Sie die Patientin, im Verlauf des Interviews selbst Fragen zu stellen.

Informationsverständnis – Erkrankung

1. *Aufklärung:* Verwenden Sie die Informationen, die Sie in den Feldern für die Aufklärung vorbereitet haben, und beschreiben Sie die Erkrankung und ihre Elemente. Fragen Sie nach, ob es Fragen gibt; falls ja, beantworten Sie diese.
2. *Abfrage:* Sagen Sie der Patientin, dass Sie sich überzeugen möchten, dass sie verstanden hat, was Sie beschrieben haben. Bitten Sie die Patientin, Ihnen zu beschreiben, wie sie die Informationen versteht – wie die Erkrankung heißt; was an ihrem Zustand nicht gut ist; was passieren wird, wenn sie nicht entsprechend behandelt wird und so weiter. Tragen Sie die Antworten in das entsprechende Feld des Protokollbogens ein.
3. *Nachfragen:* Wenn die Antworten der Patientin zu einem der wichtigen Merkmale keine Angaben enthalten, sollten Sie nachfragen, woran sich die Patientin erinnert und was sie von diesem Teil der Aufklärungsinformationen versteht. Wenn die Patientin zum Beispiel den wahrscheinlichen Verlauf der Erkrankung ohne Behandlung nicht beschreibt, sagen Sie: »Sagen Sie mir bitte, was passieren wird, wenn wir die Erkrankung nicht behandeln – wenn wir ihr einfach ihren Lauf lassen.« Tragen Sie die Antworten in den Protokollbogen ein.

4. *Erneute Aufklärung und erneute Abfrage:* Bei allen wichtigen Merkmalen, die die Patientin (a) nach dem Abfragen und Nachfragen nicht genannt hat oder (b) fehlerhaft beschrieben hat, erläutern Sie diese Merkmale der Patientin erneut und fragen Sie erneut nach, ob die Patientin die Informationen verstanden hat. Tragen Sie die Antworten in den Protokollbogen ein.

> HINWEIS: Einige Patientinnen antworten möglicherweise, indem sie nicht etwa die Erkrankung beschreiben, sondern ihre persönlichen Überzeugungen und Zweifel im Hinblick auf ihre eigene Situation und die Informationen, die sie erhalten haben. (Zum Beispiel: »Warum sagen Sie, dass ich Angina habe – ich bin sicher, es ist nur Sodbrennen.«) Die Überzeugungen der Patientinnen im Gegensatz zu ihrem Verständnis dessen, was ihnen gesagt wurde, stehen im Mittelpunkt des nächsten Abschnitts des Interviews, der sich mit der Krankheitseinsicht befasst. In solchen Fällen kann die Klinikerin dazu übergehen, die Einsicht der Patientin zu erkunden, wie im nächsten Abschnitt des Interviews beschrieben. Es ist jedoch sehr wichtig, am Ende auf das Gespräch zum Informationsverständnis zurückzukommen, um sicherzustellen, dass die Patientin die Aufklärung versteht, obwohl sie vielleicht glaubt, dass sie nicht auf ihre eigene Situation zutrifft. Die Überzeugungen der Patientinnen, im Gegensatz zu ihrem Verständnis dessen, was ihnen gesagt wurde, stehen im Mittelpunkt des nächsten Abschnitts des Interviews.

Krankheitseinsicht

Ziel dieses Abschnitts ist es, festzustellen, (a) ob die Patientin anerkennt, dass sie die Erkrankung hat und die Symptome zeigt, über die sie zuvor aufgeklärt wurde, und, falls nicht, (b) welche alternativen Erklärungen und Gründe der Patientin für ihre Überzeugung hat, dass die vorangegangenen Aufklärungsinformationen nicht auf ihre eigene Situation zutreffen. Um diese Information zu erhalten, kann die Klinikerin einen Ansatz für die Befragung verwenden, der ihr als geeignet erscheint. Nachstehend finden Sie allgemeine Leitlinien:

1. *Abfrage:* Zum Beispiel: »Das ist also das, was Ihre Ärztinnen (oder »wir«, falls zutreffend) in Ihrem Fall für die Erkrankung halten. Sollten Sie daran Zweifel hegen, können Sie mir dies einfach mitteilen. Was denken Sie dazu?« Tragen Sie die Antworten im Protokollbogen ein.
2. *Nachfragen:* Wenn Patientinnen bestreiten, dass die Diagnose oder die Merkmale der Erkrankung auf sie selbst zutreffen, muss die Klinikerin im Gespräch herausfinden, worauf die Zweifel beruhen. Die zugrunde liegende Annahme kann von der Klinikerin in Frage gestellt werden, um festzustellen, ob die Patientin ihre Annahme leicht anpasst oder ob sie daran festhält. Notieren Sie die Antworten auf dem Protokollbogen.

Bei der Exploration der Überzeugungen der Patientin sollten Sie besonders darauf achten, dass:

- sowohl die Bestätigung als auch die Ablehnung der Erkrankung auf der Grundlage unlogischer, bizarrer oder wahnhafter Vorstellungen erfolgen kann.
- die Verneinung der Aussage, dass die beschriebene Erkrankung auf sie selbst zutrifft, auf Erfahrungen beruhen kann, die logischerweise zu dieser Schlussfolgerung führen (z. B., wenn die Patientin bei früheren Konsultationen unterschiedliche Diagnosen für dieselben Symptome erhalten hat).
- die Ablehnung auf Überzeugungen beruhen kann, die in bestimmten religiösen oder kulturellen Gruppen, zu denen die Patientin gehört, weit verbreitet sind, und die in diesem sozialen Kontext möglicherweise nicht unlogisch, bizarr oder wahnhaft sind.

Informationsverständnis – Behandlung

In diesem Abschnitt kann genauso vorgegangen werden wie oben im Abschnitt »Informationsverständnis – Erkrankung« beschrieben: Aufklären, Abfragen und, falls erforderlich, Nachfragen, erneutes Aufklären und erneutes Abfragen. Tragen Sie die Antworten im Protokollbogen ein.

Informationsverständnis – Nutzen und Risiken

In diesem Abschnitt kann genauso vorgegangen werden wie oben im Abschnitt »Informationsverständnis – Erkrankung« beschrieben: Aufklären, Abfragen und, falls erforderlich, Nachfragen, erneutes Aufklären und erneutes Abfragen. Tragen Sie die Antworten im Protokollbogen ein.

Behandlungseinsicht

Ziel dieses Abschnitts ist es, festzustellen, (1) ob die Patientin anerkennt, dass die vorgeschlagene Behandlung einen gewissen Nutzen haben könnte, und falls nicht, (2) welche alternativen Erklärungen und Gründe die Patientin für ihre Überzeugung hat, dass die Behandlung in ihrer persönlichen Situation keinen Nutzen haben könnte.

Es ist nicht das Ziel in diesem Schritt, festzustellen, ob die Patientin die Behandlung annimmt. Es ist auch nicht von Bedeutung, ob die Patientin sich positiv dazu äußert. Ziel ist es, festzustellen, ob die Patientin nicht bereit ist, die Behandlung auch nur in Betracht zu ziehen (ihre Möglichkeit anzuerkennen) aufgrund von Verwirrung, Wahnvorstellungen oder affektiven Zuständen im Zusammenhang mit einer psychischen Erkrankung.

Um diese Information zu erhalten, kann die Klinikerin einen Ansatz für die Befragung verwenden, der ihr als geeignet erscheint. Bei der Formulierung der Fragen sollte aber sorgfältig vermieden werden, sich darauf zu fokussieren, ob die

Patientin der Behandlung letztendlich zustimmt oder sie ablehnt. Nachstehend finden Sie allgemeine Leitlinien:

1. *Abfrage:* »Ich werde Ihnen gleich etwas mehr über Ihre Behandlungsoptionen erzählen. Aber zuerst möchte ich herausfinden, was Sie von dem soeben Besprochenen halten. Ob Sie sich für diese Behandlung entscheiden oder nicht – darüber werden wir später sprechen. Können Sie sich vorstellen, dass diese Behandlung für Sie persönlich von Nutzen sein könnte?«
2. *Nachfragen:* Unabhängig davon, ob die Patientin davon überzeugt ist oder nicht, dass die Behandlung einen Nutzen für sie haben könnte, ist durch ein ausführliches Gespräch die Grundlage für diese Überzeugung zu ergründen. Tragen Sie die Antworten im Protokollbogen ein. Die zugrunde liegende Annahme kann von der Klinikerin in Frage gestellt werden, um festzustellen, ob die Patientin ihre Annahme leicht anpasst oder ob sie daran festhält. Zum Beispiel: »Sie sind also davon überzeugt, dass diese Behandlung für Sie persönlich (nicht) von Nutzen sein kann. Können Sie mir das bitte erläutern? Was spricht dafür/dagegen, dass die Behandlung für Sie von Nutzen sein könnte?«

Achten Sie bei der Erkundung der Überzeugungen der Patientin insbesondere darauf, dass:

- sowohl die Bestätigung als auch die Verneinung des möglichen Nutzens einer Behandlung auf der Grundlage unlogischer, bizarrer oder wahnhafter Vorstellungen erfolgen kann.
- Die Verneinung des möglichen Nutzens einer Behandlung auf Erfahrungen beruhen kann, die logischerweise zu der Annahme führen, dass die Behandlung von nur geringem Nutzen wäre (z. B., weil die Patientin diese Behandlung in der Vergangenheit ohne nennenswerten Nutzen erhalten hat).
- Die Verneinung auf Überzeugungen beruhen kann, die in bestimmten religiösen oder kulturellen Gruppen, denen die Patientin angehört, weit verbreitet sind und die in diesem sozialen Kontext möglicherweise nicht unlogisch, bizarr oder wahnhaft sind.

Alternative Behandlungsoptionen

Wie bereits angemerkt, ist dieser Schritt für die Bewertung der Einwilligungsfähigkeit der Patientin nicht unbedingt erforderlich; die Leistung der Patientin bei der Beantwortung von Fragen zu der empfohlenen Behandlung, auf die sich die Aufklärung konzentriert, kann in vielen Fällen als repräsentativ für die Leistungsfähigkeit der Patientin bei Behandlungsentscheidungen im Allgemeinen herangezogen werden. Dieser Schritt kann jedoch in Fällen sinnvoll sein, in denen es wünschenswert ist zu dokumentieren, dass die Patientin alle möglichen Optionen verstanden hat, z. B. in komplexen Fällen, die möglicherweise gerichtlich überprüft werden müssen.

Wenn die Patientin über alternative Behandlungen aufgeklärt wird, wiederholen Sie die Verfahren zum »Informationsverständnis – Behandlung« und »Informationsverständnis – Nutzen und Risiken« für jede Behandlungsoption. Die Antworten sollten in den dafür vorgesehenen Feldern auf zusätzlichen Formularseiten (siehe Formular »Alternative Behandlungsoptionen«) in derselben Weise wie bei der empfohlenen Behandlung eingetragen werden.

Erste Entscheidung und Urteilsvermögen

Der Abschnitt »Erste Entscheidung und Urteilsvermögen« des MacCAT-T-Interviews beinhaltet einen Dialog zwischen der Klinikerin und der Patientin, in dem die Behandlungsentscheidung der Patientin erörtert wird und untersucht wird, wie die Patientin zu dieser Entscheidung gekommen ist. Die folgende Abfolge von Fragen wird empfohlen:

1. *Entscheidung:* »Gehen wir nun Ihre Optionen durch. Erstens …; zweitens …; usw. (Nennen Sie jede zuvor in der Aufklärung besprochene Behandlungsoption, einschließlich der Option, keine Behandlung durchzuführen). Welche dieser Optionen erscheint Ihnen am besten geeignet? Was denken Sie, wofür werden Sie sich eher entscheiden?« Tragen Sie die Entscheidung der Patientin in das Feld »Erste Entscheidung« des Protokollbogens ein. Falls die Patientin mehr als eine Wahlmöglichkeit angibt, zwischen denen sie sich nicht entscheiden möchte, tragen Sie jede dieser Möglichkeiten ein.
2. *Abfrage:* »Sie meinen, dass (nennen Sie die Entscheidung der Patientin) am besten für Sie wäre. Sagen Sie mir bitte, weshalb diese Option besser zu sein scheint als die andere(n).« Tragen Sie die Antwort der Patientin in das Feld im Abschnitt »Erste Entscheidung und Urteilsvermögen« des Protokollbogens ein.
3. *Nachfragen:* Geben Sie die Begründung der Patientin in Ihren eigenen Worten wieder. Besprechen Sie anschließend mindestens kurz die Begründung der Patientin und stellen Sie alle Fragen, die Ihnen dabei helfen können, die Gründe der Patientin zu verstehen und zu beschreiben. Tragen Sie die Antworten dementsprechend in den Protokollbogen ein.

Persönliche Folgen ableiten

Ziel dieses Teils des Gesprächs ist es, festzustellen, ob die Patientin in der Lage ist, die medizinischen Fakten über die Erkrankung und die Behandlung (z. B. Symptome, Nutzen und Risiken der Behandlung) in ihre praktischen, alltäglichen Konsequenzen zu übersetzen (z. B. Auswirkungen auf Arbeit oder Freizeit, Auswirkungen auf zwischenmenschliche Beziehungen). Das folgende Vorgehen wird empfohlen:

1. *Abfrage 1:* »Ich habe Ihnen einige der möglichen Nutzen und Risiken oder Belastungen von (Name der von der Patientin bevorzugten Behandlung) genannt. Auf welche Weise könnten diese Ihren Alltag zu Hause oder bei der Arbeit

beeinflussen?« Tragen Sie die Antwort im Feld »Folgen 1« des Protokollbogens ein.
2. *Abfrage 2:* »Lassen Sie uns nun (nennen Sie eine andere Behandlung oder die Option, keine Behandlung durchzuführen) in Betracht ziehen. Auf welche Weise könnten die Auswirkungen dieser Entscheidung Ihre täglichen Aktivitäten zu Hause oder bei der Arbeit beeinflussen?« Tragen Sie die Antwort im Feld »Folgen 2« des Protokollbogens ein.

Endgültige Entscheidung

1. *Abfrage:* »Zu Anfang dieses Gesprächs bevorzugten Sie (»Erste Wahl« aus der früheren Anfrage einfügen oder bemerken, dass die Patientin Schwierigkeiten zu haben schien, sich zu entscheiden). Nachdem wir alles besprochen haben, was denken Sie jetzt darüber? Welche Entscheidung möchten Sie treffen?« Tragen Sie die Antwort in das Feld »Endgültige Entscheidung« des Protokollbogens ein.
2. *Nachfragen:* Überprüfen Sie, ob die endgültige Entscheidung logisch aus den bisherigen Überlegungen der Patientin und den daraus resultierenden Konsequenzen folgt. Ist dies der Fall, ist keine Nachfrage erforderlich. Ist dies nicht der Fall, besprechen Sie die Inkohärenzen mit der Patientin und beschreiben Sie den Prozess in dem Feld »Logische Konsistenz der Entscheidung« des Protokollbogens.

3 Auswertung

Die Antworten auf dem Protokollbogen bilden die Grundlage für die Beurteilung der Antworten der Patientin. Leitlinien für den Beurteilungsprozess aller MacCAT-T-Abschnitte finden sich nachstehend, sowie Methoden, um bei einigen Abschnitten (Informationsverständnis, Krankheits- und Behandlungseinsicht, Urteilsvermögen) die Beurteilungen zu kombinieren und Durchschnittwerte für einige Abschnitte zu ermitteln. Tragen Sie die ermittelten Werte im MacCAT-T Protokollbogen ein.

Informationsverständnis

Bewertung der Items

Die folgenden Leitlinien werden verwendet, um jedes Item in den drei Abschnitten zum Informationsverständnis des MacCAT-T-Verfahrens (Krankheit, Behandlung und Nutzen/Risiken) zu beurteilen.

Wert	Leitlinien
2	Die Patientin gibt den Inhalt des Items recht klar wieder. Eine wortwörtliche Wiederholung des Gesagten ist nicht erforderlich; eine Umschreibung in eigenen

Wert	Leitlinien
	Worten wird bevorzugt.
	Bei den Items zu Nutzen und Risiken muss die Patientin eine ausreichend genaue Angabe der Wahrscheinlichkeit des Auftretens des Nutzens/Risikos machen, soweit dies in der Aufklärung beschrieben wurde.
1	Die Patientin erinnert sich teilweise an den Inhalt des Items, beschreibt ihn aber in einer Weise, die ein Informationsverständnis infrage stellt, sogar, nachdem die Klinikerin sich bemüht hat, dies mit der Patientin zu klären.
	Beispiele hierfür sind Antworten, die möglicherweise auf ein Verständnis hindeuten, aber zu allgemein oder vage sind, um sich sicher zu sein (z. B. für Schmerzen bei einer Operation: »Es könnte mir unangenehm sein«), oder Antworten, die eine bestimmte und korrekte Information enthalten, denen aber ein anderer Teil des entscheidenden Inhalts fehlt (z. B. für Halluzinationen: »Ich könnte Dinge hören«).
0	Die Patientin (a) erinnert sich nicht an den Inhalt des Items, (b) beschreibt den Inhalt eindeutig fehlerhaft, oder (c) beschreibt den Inhalt in der Bedeutung stark verzerrt, sogar wenn die Klinikerin sich bemüht hat, dies mit der Patientin zu klären.

Gesamtwert des Informationsverständnis ermitteln

Für jeden der drei Informationsverständnis-Teilabschnitte (Krankheit, Behandlung, Nutzen/Risiken) gilt folgendes Prozedere:

- Addieren Sie die Werte aller Items in den Teilabschnitten.
- Teilen Sie die Summe durch die Anzahl der Items, um den Subskalenwert zu ermitteln. Daraus ergeben sich Subskalenwerte zwischen 2,0 und 0,0 für »Informationsverständnis – Erkrankung«, »Informationsverständnis – Behandlung« und »Informationsverständnis – Nutzen und Risiken«.

Nachdem die Subskalenwerte für jeden der drei Informationsverständnisteilabschnitte ermittelt wurden, addieren Sie diese, um einen Gesamtwert für das Informationsverständnis zu erhalten. Daraus ergibt sich ein Wert zwischen 6,0 und 0,0.

Krankheits- und Behandlungseinsicht

Bewertung der Items

Für die Items der Teilabschnitte »Krankheitseinsicht« und »Behandlungseinsicht« werden verschiedene Beurteilungsleitlinien benötigt.

Krankheitseinsicht

Wert	Leitlinien
2	Die Patientin erkennt an, dass sie die Erkrankung hat, über die sie aufgeklärt wurde, und dass sie alle oder die meisten der Symptome zeigt, über die sie aufgeklärt wurde.
	ODER
	Die Patientin stimmt dem nicht zu, bietet aber Gründe dafür an, die nicht wahnhaft sind und eine plausible Erklärung haben.
	Beispiele für »plausible« Erklärungen: • »Eine andere Ärztin hat mir gerade was anderes erzählt.« • »Ich hatte alle diese Symptome schon letztes Jahr, zu der Zeit haben die Ärztinnen eine andere Diagnose gestellt.« • »In meinem Kulturkreis werden meine Beschwerden nicht als ungewöhnlich oder eine Erkrankung angesehen.« (Sollte einen zutreffenden Verweis auf den entsprechenden kulturellen Hintergrund enthalten.)
1	Die Patientin erkennt an, dass sie die Erkrankung hat und einige der Symptome, über die sie aufgeklärt wurde, zeigt, aber sie erkennt andere Symptome, die wesentlich für das Verstehen der Erkrankung oder ihrer Behandlung sind, nicht an.
	ODER
	Die Patientin erkennt ihre Erkrankung oder die Symptome nicht an oder ist diesbezüglich ambivalent, aber die Gründe dafür sind unklar oder werden nicht deutlich ausgedrückt.
0	Die Patientin erkennt die Erkrankung, über die sie aufgeklärt wurde, eindeutig nicht an, und die Begründung stützt sich auf eine wahnhafte Überzeugung oder eine andere Überzeugung, die die Realität stark verzerrt und nicht durch den kulturellen oder religiösen Hintergrund der Patientin erklärt werden kann.
	ODER
	Die Patientin ist überzeugt, dass die Symptome mit anderen Umständen als einer medizinischen oder psychiatrischen Störung zusammenhängen (z.B. psychotische Symptome werden lediglich als Folgen von arbeitsbedingtem Stress angesehen; eine Viruserkrankung wird als »bloße Müdigkeit – zu viel Arbeit« angesehen).
	ODER
	Die Patientin erkennt die Symptome oder die Erkrankung eindeutig nicht an, und dies wird durch keine verständliche Erklärung gestützt.

Behandlungseinsicht

Wert	Leitlinien
2	Die Patientin erkennt einen potenziellen Nutzen der Behandlung an, und die Begründung hierfür basiert nicht auf einer wahnhaften Überzeugung oder einer Überzeugung, welche die Realität stark verzerrt.

Wert	Leitlinien
	ODER
	Die Patientin erkennt den potenziellen Nutzen der Behandlung nicht an, aber gibt dafür Gründe an, die nicht wahnhaft sind und eine plausible Erklärung haben. Beispiele für »plausible« Erklärungen: • Erklärungen, die mit der religiösen Überzeugung (oder dem kulturellen Hintergrund) der Patientin übereinstimmen, dass eine medizinische Behandlung im Allgemeinen keinen echten Nutzen hat. • Erklärungen, die auf früheren Erfahrungen mit der betreffenden Behandlung beruhen: z. B., wenn die Patientin in der Vergangenheit häufig Psychopharmaka eingenommen hat, die ihr wenig oder gar nicht geholfen haben, oder wenn sie andere kennt, die dies behauptet haben.
1	Die Patientin ist (nicht) der Überzeugung, dass die Behandlung einen potenziellen Nutzen bringen kann, aber die Begründung ist vage oder erlaubt es der Beurteilerin nicht festzustellen, ob es sich um wahnhaftes Denken oder eine starke Verzerrung der Realität handelt.
	ODER
	Die Patientin ist ambivalent bezüglich des potenziellen Nutzens der Behandlung.
0	Die Patientin erkennt an, dass die Behandlung einen potenziellen Nutzen bringen kann, aber ihre Begründung stützt sich auf eine wahnhafte Überzeugung oder eine Überzeugung, die die Realität stark verzerrt.
	ODER
	Die Patientin glaubt nicht, dass die Behandlung einen potenziellen Nutzen bringen kann, und ihre Begründung stützt sich auf eine wahnhafte Überzeugung oder eine Überzeugung, die die Realität stark verzerrt.

> HINWEIS: Die Weigerung, den potenziellen Nutzen einer Behandlung anzuerkennen, sollte nicht nur dann mit 0 bewertet werden, wenn sie auf wahnhaften Überzeugungen beruht, sondern auch, wenn sie stark von extremen affektiven Symptomen beeinflusst wird: z. B. Manie, schwere Depression.

Gesamtwert Krankheits- und Behandlungseinsicht

Addieren Sie die Werte aus den beiden Teilabschnitten der Krankheits- und Behandlungseinsicht, um einen Gesamtwert zu erhalten, welcher zwischen 4,0 und 0,0 liegen wird.

Urteilsvermögen

Bewertung der Items

Die folgenden Richtlinien werden verwendet, um jedes Item der vier Items des Urteilsvermögens zu beurteilen (schlussfolgerndes Denken, vergleichendes Urteilen, persönliche Folgen ableiten und logische Konsistenz).

Schlussfolgerndes Denken

Wert	Leitlinien
2	Die Patientin nennt mindestens zwei konkrete Folgen in der Erklärung ihrer Entscheidung. Die Folgen können mit nur einer oder mit mehreren Behandlungsoptionen zusammenhängen. Sie müssen sich nicht auf Behandlungen oder alternative Optionen beziehen, die in der Aufklärung genannt wurden. Die Folgen müssen konkreter benannt sein als »…wird mir helfen« oder »…wird dazu führen, dass ich mich besser fühle.« Zum Beispiel: • »Mit Medikamenten werden die Stimmen, die ich höre, verschwinden« • »Ich würde weniger Schmerzen beim Gehen haben.«
1	Die Patientin nennt nur eine spezifische Folge als Erklärung ihrer Entscheidung.
0	Die Patientin nennt keine Folgen, während sie ihre Entscheidung erklärt, auch nicht nach gezieltem Nachfragen, ob es »mehr spezifische Gründe gibt, warum diese Entscheidung Ihnen die beste erscheint.«

Vergleichendes Urteilen

Wert	Leitlinien
2	Die Patientin nennt mindestens einen Vergleich von mindestens zwei Optionen, wobei dieser Vergleich mindestens einen spezifischen Unterschied enthält. Zum Beispiel: »Mit Behandlung X bin ich eher in der Lage, zu Fuß zu gehen, als mit Behandlung Y.« »Behandlung X wirkt schneller.« (Beachten Sie, dass der Vergleichssatz »als Behandlung Y« aus dem Wort »schneller« abgeleitet werden kann). Zum Beispiel: • »Die Operation erscheint mir am besten, denn dann muss ich nicht so lange im Krankenhaus bleiben.« • »Ich bevorzuge das Medikament X, damit ich nicht so schläfrig sein muss« (eine Nebenwirkung eines alternativen Medikaments).
1	Die Patientin macht eine vergleichende Aussage, ohne jedoch eine bestimmte Folge zu nennen. Zum Beispiel: »Behandlung X ist besser als Behandlung Y«, ohne genau sagen zu können, warum X besser ist.
0	Die Patientin macht keine vergleichenden Aussagen.

HINWEIS: Von einem Vergleich kann ausgegangen werden, wenn der Grund für die Entscheidung der Patientin für eine Behandlung darin besteht, dass eine negative Folge einer anderen Behandlungsoption, die nicht genannt wird, ausbleibt.

Persönliche Folgen ableiten

Wert	Leitlinien
2	Die Patientin nennt mindestens zwei plausible alltägliche Folgen, darunter mindestens eine für jede der beiden Fragen. Zum Beispiel: • »Mit der Behandlung X kann ich immer noch zu Fuß zu Orten in meiner Nachbarschaft gehen.« • »Bei Medikament Y klingt es so, als ob ich oft schläfrig sein könnte, und das könnte gefährlich sein auf der Arbeit.«
1	Die Patientin nennt eine spezifische alltägliche Folge in Antwort auf eine der Fragen, aber nicht auf die andere Frage.
0	Die Patientin nennt keine plausiblen alltäglichen Folgen, auch nicht auf Nachfrage.

HINWEIS: Alltägliche Folgen müssen über die Folgen aus den Aufklärungsinformationen hinausgehen und sich auf praktische Alltagsaktivitäten oder soziale Beziehungen beziehen. Wenn zum Beispiel Schläfrigkeit eine Nebenwirkung eines Medikaments ist, reicht es nicht aus, zu sagen: »Ich wäre schläfrig«; ausreichend wäre: »Ich könnte Probleme beim Aufwachen haben und ständig zu spät zur Arbeit kommen.«

Logische Konsistenz

Wert	Leitlinien
2	Die endgültige Entscheidung der Patientin folgt logisch aus den eigenen Erklärungen, welche den Antworten bei der Erklärung der Entscheidung zu entnehmen sind.
1	Es ist nicht klar, ob die endgültige Entscheidung aus vorherigen Überlegungen und Erklärungen folgt.
0	Die endgültige Entscheidung folgt nicht logisch konsistent aus den vorangegangenen Erklärungen der Patientin.

Urteilsvermögen Gesamtbewertung

Addieren Sie die Werte aus den vier Items »Urteilsvermögen«, um eine Gesamtbewertung für Urteilsvermögen zu erhalten, die zwischen 8,0 und 0,0 liegen wird.

Kommunizieren einer Entscheidung

Bewertung der Items

Die folgenden Leitlinien werden zur Beurteilung des einen Items für »Kommunizieren einer Entscheidung« verwendet.

Wert	Leitlinien
2	Die Patientin kommuniziert eine Entscheidung oder macht deutlich, dass die Entscheidung von einer professionellen Person oder einer anderen verantwortlichen Person (z. B. Angehörige) getroffen werden soll.
1	Die Patientin kommuniziert mehrere Entscheidungen oder ist ambivalent.
0	Die Patientin kommuniziert keine Entscheidung.

4 Interpretation

Es ist zu beachten, dass das MacCAT-T *keine* Ergebnisse liefert, die sich direkt in eine rechtliche Bestimmung von Einwilligungsfähigkeit oder Einwilligungsunfähigkeit überführen ließen. Patientinnen mit MacCAT-T-Gesamtbewertungen, die bei den Normen für alle vier MacCAT-T-Fähigkeiten im durchschnittlichen Bereich oder besser liegen, verfügen mit hoher Wahrscheinlichkeit über ausreichende Entscheidungsfähigkeiten, um in Bezug auf die meisten Arten von Therapieentscheidungen als einwilligungsfähig eingestuft werden zu können. Im Gegensatz dazu deuten sehr niedrige MacCAT-T-Gesamtbewertungen zwar auf eine mögliche Einwilligungsunfähigkeit in Bezug auf Therapieentscheidungen hin, aber niedrige Gesamtbewertungen allein bieten selten eine angemessene Grundlage für ein endgültiges Urteil. Für sich allein betrachtet sollten die MacCAT-T-Gesamtbewertungen so interpretiert werden, dass sie nicht mehr anzeigen als das Leistungsniveau der Patientin im MacCAT-T-Interview. Diese Bewertungen bedürfen einer klinischen Interpretation, um die Bedeutung der MacCAT-T-Leistung der Patientin zu beschreiben. Dies erfordert die Verwendung klinischer Beobachtungen, die sich aus der diagnostischen Beurteilung, der Untersuchung des psychischen Zustands und der psychiatrischen oder psychosozialen Anamnese ergeben, sowie die Berücksichtigung der Entscheidungsaufgabe(n), mit der (denen) die Patientin konfrontiert ist.

Die MacCAT-T-Werte sind daher nützlich, wenn sie mit einem klinischen Prozess kombiniert werden, in dem bestimmt wird, *warum* die Patientin Defizite in den mit MacCAT-T bewerteten Fähigkeiten der Einwilligungsfähigkeit aufweist: z. B. ob die Leistung der Patientin das Beste darstellt, was die Patientin derzeit leisten kann, und wie oder ob die mit dem MacCAT-T gemessenen Defizite in den Entscheidungsfähigkeiten der Patientin mit der psychischen Erkrankung der Patientin zusammenhängen (durch sie verursacht sind). Darüber hinaus bedarf es einer klinischen Interpretation, um festzustellen, inwieweit – und wie – die Defizite in der MacCAT-T-Leistung und in den Fähigkeiten möglicherweise behoben werden können.

MacArthur Competence Assessment Tool for Clinical Research (MacCAT-CR)

Übersetzt durch Jonas Karneboge, Luise-Victoria Badenhoop, Christopher Strahlenbach, Matthé Scholten und Julia Haberstroh

Die Übersetzung des Instruments wurde nach der TRAPD-Methode (Translation, Review, Adjudication, Pretest, Documentation; Harkness 2003) durchgeführt. Dabei wurde der englische Originaltext ins Deutsche übersetzt. Zur Sicherstellung der Genauigkeit und Adäquatheit der Übersetzung wurde zusätzlich eine Rückübersetzung ins Englische durchgeführt. Diese Rückübersetzung wurde von Paul S. Appelbaum und Thomas Grisso überprüft und genehmigt, um sicherzustellen, dass der ursprüngliche Sinn und Inhalt des Textes korrekt und vollständig wiedergegeben wurde.

Auszug mit freundlicher Genehmigung aus: Paul S. Appelbaum, Thomas Grisso (2001) *MacArthur Competence Assessment Tool for Clinical Research (MacCAT-CR)*. Professional Resource Press. Sarasota, FL.

Einleitung

Das *MacArthur Competence Assessment Tool for Clinical Research (MacCAT-CR)* bietet ein teilstrukturiertes Interviewformat, mit dem klinische Forscherinnen die Fähigkeiten potenzieller Teilnehmerinnen in vier Bereichen einschätzen und bewerten können. Die Bestandteile der Einwilligungsfähigkeit in Bezug auf Forschungsteilnahme sind:

1. *Informationsverständnis* der in der Aufklärung enthaltenen Informationen über die Art des Forschungsprojekts und dessen Ablauf
2. *Einsicht* in die Folgen der Forschungsteilnahme (oder Nichtteilnahme) für die eigene Situation der Teilnehmerinnen
3. *Urteilsvermögen* bei der Entscheidung über die Teilnahme, wobei der Schwerpunkt auf der Fähigkeit der Teilnehmerinnen liegt, Alternativen im Hinblick auf ihre Folgen zu vergleichen
4. *Kommunizieren einer Entscheidung* über Forschungsteilnahme

Diese vier Fähigkeiten, die mit dem MacCAT-CR beurteilt werden, wurden durch umfassende Überprüfungen der rechtlichen und ethischen Standards für die Einwilligungsfähigkeit im Kontext der Behandlung und der Forschung identifiziert (Appelbaum und Grisso 1988, 1995; Appelbaum und Roth 1982; Berg et al. 1996). Eine vollständige Definition dieser Fähigkeitskonzepte und Fallbeispiele zu Ihrer Veranschaulichung finden Sie in *Assessing Competence to Consent to Treatment: A Guide for Physicians and Other Health Professionals* (Grisso und Appelbaum 1998a).

Eine Beurteilung dieser Fähigkeiten ist unerlässlich (abhängig von den rechtlichen Kriterien für die Einwilligungsfähigkeit, die in einem bestimmten nationalen Rechtskreis gelten), reicht aber möglicherweise nicht aus, um zu beurteilen, ob eine Teilnehmerin einwilligungsfähig in Bezug auf die Entscheidung über die Teilnahme an Forschung ist. Um gültige Aussagen über die Einwilligungsfähigkeit einer Teilnehmerin treffen zu können, müssen Informationen des MacCAT-CR unter Umständen durch Informationen über die Diagnose und den mentalen Status der Teilnehmerin sowie durch Kenntnisse über die medizinischen und persönlichen Umstände, unter denen die Entscheidung der Teilnehmerin getroffen wird, ergänzt werden. Es sollte immer die Möglichkeit in Betracht gezogen werden, dass die Leistungen der Teilnehmerin durch Anpassung der Informationsvermittlung verbessert werden können.

Das MacCAT-CR bietet ein Format zur Aufklärung über *ausgewählte* Informationen zum Forschungsprojekt. Es wird eine Reihe von Standardfragen gestellt, um die Fähigkeiten der Teilnehmerinnen, die Informationen zu verstehen und Einsicht in diese zu gewinnen, darüber zu urteilen und eine Entscheidung zu kommunizieren, zu prüfen. Weder die Informationsvermittlung noch die Fragen erheben Anspruch auf Vollständigkeit in Bezug auf relevante Informationen, die im Rahmen vollständiger Prozesse der informierten Einwilligung vermittelt werden müssen oder von den Teilnehmerinnen verstanden oder eingeschätzt werden sollten. Das MacCAT-CR prüft die Fähigkeiten der Teilnehmerinnen in Bezug auf beispielhafte Inhalte, anstatt den gesamten Inhalt einer typischen Aufklärung zu untersuchen.

Das MacCAT-CR basiert auf der Struktur des *MacArthur Competence Assessment Tool for Treatment* (MacCAT-T; Grisso und Appelbaum 1998b), mit Änderungen, um es für den Forschungskontext geeigneter zu machen. Obwohl es einige Überschneidungen gibt, liefern die beiden Instrumente nicht unbedingt identische Ergebnisse bei denselben Personen. (Wenn die grundsätzliche Einwilligungsfähigkeit in Bezug auf Behandlung von Teilnehmerinnen in Frage steht, können Forscherinnen, die Teilnehmerinnen für die Forschung mit Behandlungsmaßnahmen rekrutieren, potenzielle Teilnehmerinnen mit dem MacCAT-T überprüfen.) Die Anzahl der Fragen in jedem Abschnitt und ihre Schwerpunkte wurden gegenüber dem MacCAT-T modifiziert, um besser in den Forschungskontext zu passen. Die Skala der Bewertung können von denen des MacCAT-T abweichen.

Im Gegensatz zum MacCAT-T muss das MacCAT-CR nicht für jede Teilnehmerin individualisiert werden, allerdings muss er für jedes Forschungsprojekt angepasst werden. (Dies gilt, solange die Projekte für jede Teilnehmerin dieselben Verfahren einsetzen.) Daher sollte sowohl die Forschung als auch die Routineanwendung des MacCAT-CR einfacher sein als die Verwendung des MacCAT-T. Das Framework des MacCAT-CR sollte sich als anpassungsfähig für alle klinischen Studien und die meisten anderen interventionellen Forschungsprojekte mit Patientinnenpopulationen erweisen. Angepasste Varianten, bei denen nicht relevante Abschnitte gestrichen wurden, können auch für andere Formen der Forschung verwendet werden.

Die Bewertungskriterien des MacCAT-CR bieten Forscherinnen die Möglichkeit, deren Meinung über die Angemessenheit oder Unangemessenheit der einzelnen Antworten der Teilnehmerinnen zum Ausdruck zu bringen. Eine Summe der Bewertungen der Teilnehmerin für die Fragen innerhalb eines bestimmten Fähigkeitstyps gibt einen Hinweis auf das Ausmaß der Fähigkeit der Teilnehmerin, mit Informationen und Entscheidungen über die Forschungsteilnahme umzugehen. Das MacCAT-CR gibt jedoch keine »Cut-off-Werte« an, die »Einwilligungsfähigkeit« oder »Einwilligungsunfähigkeit« in den vier Fähigkeiten darstellen. Dies liegt daran, dass das MacCAT-CR so konzipiert wurde, dass er mit einem wesentlichen Grundsatz der rechtlichen Bestimmung von Einwilligungsfähigkeit übereinstimmt. Es existiert kein fest definiertes Ausmaß einer Fähigkeit, das bei allen Erkrankungen oder in allen medizinischen Situationen mit Einwilligungsfähigkeit oder -unfähigkeit in Verbindung gebracht werden kann. (Siehe Kapitel 2 in Grisso und Appelbaum 1998a, für eine Erläuterung dieses Grundsatzes sowie anderer Grundsätze, die für den Verständnis der Einwilligungsfähigkeit wichtig sind.)

Außerdem liefert das MacCAT-CR keine »MacCAT-CR-Gesamtwertung«. Er liefert Bewertungen für jedes der vier oben beschriebenen Fähigkeiten der Einwilligungsfähigkeit, bildet aber keine Summe dieser Werte. Dies hängt mit einem anderen Grundsatz der Einwilligungsfähigkeit zusammen: In einigen Fällen kann eine erhebliche Beeinträchtigung der Fähigkeit in einem der vier Bereichen zu einer klinischen Einschätzung der Einwilligungsunfähigkeit führen, selbst wenn die Fähigkeiten der Teilnehmerin in den anderen drei Bereichen durchaus ausreichend sind.

Das MacCAT-CR-Interview umfasst zwei Schritte: das eigentliche *Interview* und die *Beurteilung* der Leistung der Teilnehmerin bei den Interviewfragen. Diese werden in den folgenden Abschnitten beschrieben, nachdem erläutert wurde, wie das MacCAT-CR an die Bedingungen einzelner Forschungsprojekte angepasst werden kann.

1   Anpassung des MacCAT-CR

Das MacCAT-CR bietet ein Bewertungsschema für die Beurteilung von Fähigkeiten im Zusammenhang mit der Einwilligung zur Forschungsteilnahme. Für den bestmöglichen Einsatz sollte das MacCAT-CR so angepasst werden, dass er die Details des jeweiligen Forschungsprojekts wiedergibt, zu dem die Teilnehmerinnen um ihre Einwilligung gebeten werden. (Unter bestimmten Umständen, z. B., wenn die Einwilligungsfähigkeit der Teilnehmerinnen selbst im Mittelpunkt der Forschung steht, kann die verwendete Version des MacCAT-CR auf einer hypothetischen Studie beruhen). Der Anpassungsprozess umfasst die Auswahl von Informationen aus dem betreffenden Forschungsprojekt, die mit den im MacCAT-CR-Format festgelegten Kategorien der Informationsvermittlung übereinstimmen.

Abschnitt »Informationsverständnis«

Die fünf Unterabschnitte des Abschnitts »Informationsverständnis« sind im zweiten Abschnitt »Interview« beschrieben. Informationen, die für jedes der Teilbereiche relevant sind, sollten für die jeweilige Aufklärungen verwendet werden. Soweit möglich sollte das Format des MacCAT-CR-Musterinterviews (siehe »MacCAT-CR

Beispielinterview«) beibehalten werden. Wichtig ist, dass diese Angaben nur Beispiele für die Informationen darstellen, die in einer Einwilligungserklärung enthalten sind. Durch die Berücksichtigung sämtlicher Informationen, über die die Teilnehmerinnen normalerweise aufgeklärt würden, wäre der Beurteilungsprozess erheblich erschwert. Grundsätzlich ist es nicht empfehlenswert, den Inhalt direkt aus den Einwilligungsformularen zu übernehmen, da die Inhalte dieser Formulare in der Regel umfangreicher und sprachlich komplexer sind, als es hier wünschenswert ist. Die Autorinnen empfehlen, die Informationen des MacCAT-CR auf das Niveau der achten Klasse abzustimmen, es sei denn, die Merkmale der betroffenen Personengruppen lassen etwas anderes vermuten. (Die meisten Textverarbeitungsprogramme enthalten inzwischen Funktionen, mit denen sich die Schwierigkeit des Textes leicht ermitteln lässt).

Im Allgemeinen sollten Forscherinnen und andere Personen, die eine angepasste Fassung des MacCAT-CR erstellen, versuchen, die gleiche Anzahl von Verständnisfragen in jedem Teilabschnitt zu verwenden, wie hier angegeben. Dadurch wird ein Vergleich der Ergebnisse mit veröffentlichten Daten und mit anderen Forschungsprojekten, die das MacCAT-CR verwenden, möglich. Es kann jedoch vorkommen, dass die Art eines bestimmten Forschungsprojekts (z. B., wenn ungewöhnlich einfache Methoden verwendet werden) eine Verringerung der Anzahl der Fragen erfordert. Dies sollte ausdrücklich erwähnt werden, wenn MacCAT-CR-Werte in Vorträgen oder Veröffentlichungen angegeben werden.

Abschnitt »Einsicht«

Die drei Fragen zur Einsicht (siehe Abschnitt 2 »Interview«) sollen beurteilen, inwieweit die Teilnehmerinnen die Auswirkungen der Forschungsteilnahme auf z. B. ihre eigene Behandlung erkennen. Teilabschnitt 1 wird für fast alle Forschungsprojekte relevant sein. Die Teilabschnitte 2 und 3 sind meist von Bedeutung, können aber in Fällen, in denen keine Standardforschungsmethoden angewandt werden oder die Möglichkeiten der Teilnehmerinnen, sich außerhalb der Studie behandeln zu lassen, eingeschränkt sind, geändert oder weggelassen werden.

Abschnitt »Urteilsvermögen«

Eine Änderung des Formats dieses Abschnitts, wie in Abschnitt 2 »Interview« beschrieben, ist in der Regel nicht nötig, obwohl die spezifischen Informationen zu Risiken und Nutzen, die in Abschnitt 3 »Beurteilung« enthalten sind, verwendet werden muss. Wenn es schwierig ist, die Folgen der Forschungsteilnahme für den Alltag zu ermitteln (z. B. bei einer einmaligen Fragebogenstudie), kann Unterabschnitt 3 weggelassen werden.

Abschnitt »Kommunizieren einer Entscheidung«

Dieser Abschnitt ist für alle Versionen des MacCAT-CR standardisiert.

2 Interview

Inhalt

Das MacCAT-CR-Interview kombiniert die Aufklärung zur Einwilligungserklärung mit der Bewertung der Fähigkeiten der Teilnehmerinnen, die Informationen zu verstehen und zu bewerten und Entscheidungen über die Teilnahme an der Forschung zu treffen. Die Struktur des MacCAT-CR wird im Folgenden beschrieben. Forscherinnen, die das MacCAT-CR verwenden möchten, um potenzielle Teilnehmerinnen für ihr Forschungsprojekt zu beurteilen, können in der Regel diesen Rahmen verwenden, um eine für ihr Forschungsprojekt angepasste MacCAT-CR-Version zu erstellen. Forscherinnen, die die Eigenschaften der Einwilligungsfähigkeit an sich untersuchen, können eine Version des MacCAT-CR verwenden, die ein hypothetisches Forschungsprojekt beschreibt.

Da die spezifischen Informationen, über die mit dem MacCAT-CR aufgeklärt wird, von der Art des Forschungsprojekts abhängen, wird der Inhalt hier in allgemeiner Form beschrieben. Ein MacCAT-CR-Beispielinterview, das auf einem hypothetischen Forschungsprojekt basiert, ist diesem Handbuch beigefügt (siehe »MacCAT-CR Beispielinterview«) und sollte zusammen mit der folgenden Beschreibung gelesen werden.

Abschnitt »Informationsverständnis«

Dieser Abschnitt ist in fünf Teilabschnitte unterteilt.

- *Teilabschnitt 1* (4 Items) bewertet das Verständnis der vermittelten Informationen über die Art des Forschungsprojekts. Dazu gehören das Ziel des Forschungsprojekts und drei der wichtigsten Forschungsmaßnahmen, d. h. die Verfahren, mit denen die Teilnehmerinnen der Studie konfrontiert werden (z. B. Dauer, tägliche Medikamentendosierung, tägliche Interviews und wöchentliche Blutentnahme).
- *Teilabschnitt 2* (1 Item) bewertet die Fähigkeit der Teilnehmerin zu verstehen, dass das primäre Anliegen des Projektes die Forschung ist (d. h. die Gewinnung allgemeiner Erkenntnisse über ein bestimmtes Thema) und nicht die Behandlung der Teilnehmerinnen an sich.
- *Teilabschnitt 3* (3 Items) bewertet das Informationsverständnis der Teilnehmerin über die Folgen der Forschungsmethoden für die individuelle Behandlung, d. h. *wie* sich das Forschungsprojekt von der normalen Behandlung unterscheidet. Über drei der wichtigsten Elemente der Forschungsmethoden soll hier aufgeklärt werden.
- *Teilabschnitt 4* (4 Items) beurteilt das Verständnis der vermittelten Informationen über den potenziellen Nutzen und die Risiken/Belastungen, die mit der Teilnahme an dem Projekt verbunden sind. Die Aufklärung über den Nutzen umfasst eine Erklärung über den potenziellen Nutzen des allgemeinen Erkenntnisgewinns, den die Forschungsstudie erbringen wird, und eine Erklärung über den potenziellen Nutzen für die Teilnehmerin selbst. Wenn es keinen wahrscheinli-

chen Nutzen für die Teilnehmerinnen gibt, sollte dies hier angegeben werden. Die zwei wichtigsten potenziellen Risiken/Belastungen (unter Berücksichtigung des Umfangs und der Wahrscheinlichkeit) sollte hier ebenfalls vermittelt und beurteilt werden.
- *Teilabschnitt 5* (1 Item) bezieht sich auf das Informationsverständnis der Teilnehmerinnen, dass sie die Teilnahme an der Studie verweigern oder jederzeit abbrechen können und trotzdem die gewöhnliche Behandlung erhalten oder für diese überwiesen werden können (vorausgesetzt, dass dies auf die jeweilige Studie zutrifft).

Abschnitt »Einsicht«

Dieser Abschnitt betrifft die Fähigkeit der Teilnehmerinnen, zu erkennen, was die Folgen der Entscheidung zur Teilnahme an dem Forschungsprojekt für sie selbst sind. Die Fragen zur Einsicht beziehen sich auf die üblichen Folgen der Forschung an Patientinnengruppen, einschließlich der Forschung, die selbst keinen therapeutischen Nutzen haben soll. Die Fragen müssen möglicherweise angepasst werden, wenn ein Forschungsprojekt ein umfangreicheres therapeutisches Ziel verfolgt (z. B. eine Open-Label-Studie eines neuen Medikaments für eine Erkrankung, für die noch keine wirksame Behandlung bekannt ist) oder eine vollständige Individualisierung der Behandlung im Verlauf der Studie ermöglicht. Außerdem muss die Angemessenheit dieser Fragen für Forschungsprojekte, bei denen die Teilnehmerinnen nicht zu einer Patientinnengruppe gehören, von Fall zu Fall beurteilt werden. Der Abschnitt über die Einsicht ist in drei Teilabschnitte unterteilt.

- *Item 1* beurteilt die Einsicht der Teilnehmerinnen, dass der Zweck der Einladung zur Teilnahme an der Studie nicht darin besteht, ihre Versorgung oder ihr Wohlbefinden zu optimieren. Das Ziel ist vielmehr die Gewinnung neuer Erkenntnisse.
- *Item 2* befasst sich mit der Einsicht in die Tatsache, dass die in der Studie eingesetzten Maßnahmen Vorrang vor der individuellen Betreuung haben können (z. B. Verwendung von Placebos, randomisierte Zuweisung, Medikationsprotokolle, Doppelblindverfahren usw.). Hier soll eine spezifische Methode, die in der Studie verwendet wurde, herausgegriffen werden. (Falls in einer Studie keine Methoden verwendet werden, die individuelle Entscheidungen über die Behandlung der Teilnehmerinnen einschränken, kann diese Frage weggelassen werden).
- In *Item 3* wird die Einsicht der Teilnehmerinnen dahingehend untersucht, dass es ihnen möglich ist, die Teilnahme abzulehnen oder zu einem späteren Zeitpunkt abzubrechen und dennoch die gewohnte gesundheitliche Versorgung zu erhalten und nicht anderweitig benachteiligt zu werden. (Diese Frage muss angepasst werden, wenn dies nicht der Fall ist).

Abschnitt »Urteilsvermögen«

Dieser Abschnitt ist dem entsprechenden Abschnitt im MacCAT-T sehr ähnlich. Es geht um die Fähigkeit der Teilnehmerinnen, verschiedene Alternativen im Hinblick auf ihre Folgen zu vergleichen, einschließlich der Fähigkeit, Rückschlüsse auf die Auswirkungen der Studie auf das alltägliche Leben der Teilnehmerinnen zu ziehen. Im Mittelpunkt steht die Entscheidung, ob man an dem Forschungsprojekt teilnehmen möchte oder nicht. (Frage U-3, die Aufgabe zum Ableiten persönlicher Folgen, ist optional. Diese ist für ambulante, längsschnittliche Forschung von Bedeutung, aber möglicherweise nicht für stationäre Forschung oder einige Querschnittsstudien). Der Abschnitt gliedert sich in vier Items.

- *Item 1* beurteilt das schlussfolgernde Denken der Teilnehmerinnen, also das Ausmaß, in dem sie die möglichen Folgen ihrer Entscheidungen in ihren Entscheidungsprozess einbeziehen.
- *Item 2* beurteilt das vergleichende Urteilen der Teilnehmerinnen, d. h. ihre Fähigkeit, die Vor- und Nachteile von mehr als einer Alternative zu vergleichen.
- *Item 3* beurteilt die Fähigkeiten der Teilnehmerinnen, die Folgen der Teilnahme oder Nichtteilnahme an dem Forschungsprojekt für ihr tägliches Leben abzuleiten. Um den Teilnehmerinnen die Möglichkeit zu geben, eine angemessene Antwort zu geben, werden die zuvor genannten Vorteile und Risiken/Beschwerden hier noch einmal beschrieben. Dieses Kriterium ist möglicherweise für einige Forschungsvorhaben nicht relevant und ist daher fakultativ.
- *Item 4* beurteilt die logische Konsistenz der Entscheidungen der Teilnehmerinnen unter Berücksichtigung der Ziele, die sie verfolgen wollen.

Abschnitt »Kommunizieren einer Entscheidung«

Dieser Abschnitt, in dem die Teilnehmerinnen aufgefordert werden, eine Entscheidung bezüglich der Teilnahme am Forschungsprojekt zu treffen, wurde direkt aus dem MacCAT-T übernommen.

Allgemeines Vorgehen

Zeitplan

Das MacCAT-CR kann als Screening-Instrument verwendet werden, bevor eine informierte Einwilligung der potenziellen Teilnehmerinnen eingeholt wird, oder er kann eingesetzt werden, nachdem den Teilnehmerinnen Informationen vermittelt und Entscheidungen bezüglich der Teilnahme getroffen wurden, um die Gültigkeit der Einwilligung der Teilnehmerinnen zu überprüfen.

Ablauf

Das Interview sollte in der zuvor beschriebenen Reihenfolge ablaufen. Ein gewisses Maß an Flexibilität ist jedoch zulässig, um den Bedürfnissen einzelner Teilnehmerinnen nachzukommen, vorausgesetzt, alle Teile werden bis zum Ende des Gesprächs bearbeitet.

Stil

Es ist wichtig, dass Forscherinnen ihre Aussagen und Fragen (Wortschatz, Satzlänge, Tempo) an die verbalen Fähigkeiten, das Intelligenzniveau und die emotionalen Bedürfnisse der Teilnehmerin anpasst.

Dokumentation

Die Antworten der Teilnehmerinnen auf die Fragen sollten in die dafür vorgesehenen Felder auf dem Protokollbogen eingetragen werden (siehe Abschnitt 4 »MacCAT-CR Beispielinterview«). Die Werte für das Informationsverständnis, die Einsicht, das Urteilsvermögen und das Treffen und Kommunizieren einer Entscheidung werden später anhand der Notizen der Interviewerin in diesen Feldern ermittelt (siehe ▶ Teil III »MacCAT-CR Protokollbogen«).

Dauer

Für die meisten Teilnehmerinnen beträgt die Durchführungszeit des MacCAT-CR 15 bis 20 Minuten. Bei stark beeinträchtigten Personen, die häufige Wiederholungen der Angaben und mehrfache Abfragen benötigen (siehe unten), kann es allerdings sein, dass sie mehr Zeit benötigen.

Einführung

Beschreiben Sie der Teilnehmerin den Zweck des Interviews und machen Sie deutlich, dass es sich um ein Gespräch über das Verständnis der Teilnehmerin über das Forschungsprojekt handelt, zu dem sie eingeladen wurde. Ermutigen Sie die Teilnehmerin dazu, im Laufe des Gesprächs Fragen zu stellen.

Abschnitt »Informationsverständnis«

Aufklärung

Die Teilnehmerin sollte eine Karte mit den Informationen für jeden Abschnitt in die Hand bekommen und aufgefordert werden mitzulesen, während die Informationen vorgelesen werden. Fragen Sie, ob es Fragen gibt; wenn ja, beantworten Sie sie.

Abfrage

Nehmen Sie die Karte von der Teilnehmerin zurück. Sagen Sie der Teilnehmerin, dass Sie zunächst noch einmal sicherstellen wollen, dass sie verstanden hat, was Sie beschrieben haben. Bitten Sie die Teilnehmerin, Ihnen zu beschreiben, wie sie die Informationen versteht – das Ziel des Forschungsprojekts, die angewandten Verfahren und so weiter. Notieren Sie die Antworten an der entsprechenden Stelle des Protokollbogens.

Nachfragen

Wenn in den Antworten der Teilnehmerin Informationen zu einem der wichtigen Merkmale fehlen, fragen Sie nach, woran sie sich erinnert und was sie von diesem Teil der Aufklärung versteht. Die Rückfragen sollten so allgemein gehalten sein, dass sie die Teilnehmerin nicht auf die zur Beantwortung der Frage erforderlichen Informationen hinweisen. Die Interviewerinnen sollten mit den Beurteilungskriterien vertraut sein, damit sie die Fragen entsprechend formulieren können. Wenn die Teilnehmerin zum Beispiel den Nutzen der Studie nicht beschreiben kann, sollten Sie sie auffordern: »Sagen Sie mir bitte, welcher Nutzen sich aus Ihrer Teilnahme an diesem Forschungsprojekt ergeben könnte.« Tragen Sie die Antworten auf den Protokollbogen ein.

Erneute Aufklärung und erneute Abfrage

Wenn die Teilnehmerin eines der Hauptelemente falsch beschrieben hat oder eines davon auch nach Nachfragen ausgelassen hat, lesen Sie die gesamte Aufklärung für diesen Abschnitt noch einmal vor und fragen Sie erneut nach, ob die Teilnehmerin die Informationen verstanden hat. Tragen Sie die Antworten auf den Protokollbogen ein. Wiederholen Sie die Informationen nicht öfter als einmal.

Abschnitt »Einsicht«

Mit diesem Abschnitt soll beurteilt werden, ob die Teilnehmerinnen einsehen können, welche Folgen die Entscheidung zur Teilnahme an dem Forschungsprojekt für sie selbst haben. Der Beurteilung in diesem Abschnitt geht keine Aufklärung voraus.

Abfrage

Die einleitende Frage ist im Protokollbogen enthalten.

Nachfragen

Wenn die Teilnehmerinnen Antworten geben, die darauf hindeuten, dass sie die Art der Forschungsteilnahme im Hinblick auf ihre persönliche Situation nicht einschätzen können (siehe »Einsicht« in Abschnitt 3 »Bewertung«), sollten Nachfragen gestellt werden, um die Gründe für ihre Entscheidungen zu ermitteln. Die Fragen sollten unter Berücksichtigung der Beurteilungskriterien formuliert werden. Dies ist für die spätere Bewertung der Antworten relevant.

Abschnitte »Urteilsvermögen« und »Kommunizieren einer Entscheidung«

Wie im MacCAT-CR-Beispielinterview (siehe »Appendix A«) beschrieben, beinhalten diese Abschnitte eine Besprechung zwischen der Interviewerin und der Teilnehmerin, bei der die Entscheidung der Teilnehmerin in Bezug auf die Forschungsteilnahme und die Art und Weise, wie die Teilnehmerin zu dieser Entscheidung kommt, untersucht wird.

Vorgehensweise zur Ermittlung der Entscheidung der Teilnehmerin

Um die Beständigkeit der Entscheidung einer Teilnehmerin zu ermitteln, wird sie zweimal nach ihren Wünschen befragt, einmal am Anfang und einmal am Ende dieses Abschnitts.

Logische Konsistenz

Die Interviewerin wird am Ende des Interviews aufgefordert, zu beurteilen, inwieweit die Entscheidung der Teilnehmerin logisch mit ihren vorherigen Überlegungen und Erklärungen zu den Konsequenzen der verschiedenen Optionen übereinstimmt. Wenn die Entscheidung kohärent ist, ist an dieser Stelle keine weitere Nachfrage erforderlich. Bestehen Zweifel an der Kohärenz der Entscheidung, sollten die Unstimmigkeiten mit der Teilnehmerin besprochen werden, bis die Interviewerin die Gründe für die tatsächliche oder scheinbare Unstimmigkeit verstanden hat.

3 Bewertung

Die protokollierten Antworten auf dem Interviewbogen bilden die Grundlage für die Beurteilung der Antworten der Teilnehmerin. Leitlinien für den Beurteilungsprozess aller MacCAT-CR-Abschnitte (Informationsverständnis, Einsicht, Urteilsvermögen, Kommunizieren einer Entscheidung) finden sich nachstehend. Tragen Sie die Werte in den MacCAT-CR- Protokollbogen ein.

Informationsverständnis

Die folgenden Leitlinien werden verwendet, um jedes Item der fünf Informationsverständnis-Teilbereiche des MacCAT-CR zu beurteilen.

Wert	Leitlinien
2	Die Teilnehmerin gibt den Inhalt des Items recht klar wieder. Eine wortwörtliche Wiederholung des Gesagten ist nicht erforderlich; eine Umschreibung in eigenen Worten wird bevorzugt.
	Bei den *Nutzen/Risiko*-Items muss die Teilnehmerin eine ausreichend genaue Angabe der Wahrscheinlichkeit des Auftretens des Nutzens/Risikos machen, soweit dies in der Aufklärung beschrieben wurde.
1	Die Teilnehmerin erinnert sich teilweise an den Inhalt des Items, beschreibt ihn aber in einer Weise, die ein Informationsverständnis infrage stellt, *sogar, nachdem die Interviewerin sich bemüht hat, dies mit der Teilnehmerin zu klären*.
	Beispiele hierfür sind: Antworten, die möglicherweise auf ein Verstehen hindeuten könnten, jedoch zu allgemein oder vage sind, um sicher zu sein (z. B. für das Forschungsziel: »Sie wollen sehen, was passiert.«) oder Antworten, die spezifische und korrekte Teile der Information beinhalten, aber andere entscheidende Teile auslassen (z. B. für ein spezifisches Risiko wird die Möglichkeit des Auftretens erwähnt, jedoch nicht dessen Wahrscheinlichkeit [sofern darüber aufgeklärt wurde]).
0	Die Teilnehmerin (a) erinnert sich nicht an den Inhalt des Items; oder (b) beschreibt den Inhalt eindeutig fehlerhaft; oder (c) beschreibt den Inhalt in der Bedeutung stark verzerrt, sogar wenn die Interviewerin sich bemüht hat, dies mit der Teilnehmerin zu klären; oder (d) gibt eine Antwort, die keinen Bezug zur Frage hat oder unverständlich ist.

Gesamtbewertung »Informationsverständnis«

Für jedes der fünf Informationsverständnis-Teilabschnitte:

- Addieren Sie die Werte aller Items der Teilabschnitte. Addieren Sie die Werte, um einen Gesamtwert für Informationsverständnis zu erhalten und ergänzen Sie diesen auf dem Protokollbogen.
- Wenn die Standard-Version des MacCAT-CR verwendet wird, liegt der Gesamtwert des Informationsverständnisses zwischen 0 und 26.

Einsicht

Für jedes Item der Subskala »Einsicht« werden verschiedene Beurteilungsleitlinien benötigt.

Item 1: Ziel der Studieneinschlusses ist es nicht, die Behandlung oder das Wohlbefinden der Teilnehmerin zu verbessern

Wert	Leitlinien
2	Die Teilnehmerin gibt an, dass sie aus einem berechtigten Grund in die Studie eingeschlossen werden soll, der nicht mit einem möglichen persönlichen Nutzen aus der Studienteilnahme zusammenhängt (z. B., weil sie an einer für die Studie relevanten Erkrankung leidet; weil sie bereits früher ihre Bereitschaft erklärt hat bei Studien dieser Art mitzuwirken, usw.).
1	Die Teilnehmerin gibt an, dass die Rekrutierung einerseits durch den möglichen persönlichen Nutzen, andererseits davon unabhängig begründet wird. ODER Die Teilnehmerin gibt an, dass sie aufgrund eines möglichen persönlichen Nutzes in die Studie eingeschlossen werden soll, hat aber eine plausible Erklärung dafür.
0	Die Teilnehmerin behauptet, dass sie nur für potenziellen persönlichen Nutzen rekrutiert wird, hat aber keine plausible Begründung, warum dies der Fall sein sollte. ODER Die Teilnehmerin gibt eine Antwort, die keinen Bezug zur Frage hat oder unverständlich ist.

Item 2: Die Forschungsmethoden erhalten Vorrang vor der individuellen Behandlung

Wert	Leitlinien
2	Die Antwort der Teilnehmerin stimmt damit überein, dass nicht die persönlichen Bedürfnisse, sondern das Studienprotokoll festlegt, zu welcher Experimentalbedingung sie zugewiesen wird. (Das ausgewählte Beispiel, um dies zu prüfen, hängt von den Verfahren der jeweiligen Studie ab).
1	Die Teilnehmerin ist unsicher, ob das Studienprotokoll oder persönliche Bedürfnisse die experimentelle Bedingung festlegen, der sie zugeordnet wird. ODER Die Teilnehmerin glaubt, dass persönliche Bedürfnisse die Zuordnung zu den experimentellen Bedingungen festlegen, hat aber eine plausible Begründung, warum dies der Fall sein sollte.

Wert	Leitlinien
0	Die Teilnehmerin glaubt, dass persönliche Bedürfnisse die Zuordnung zu den experimentellen Bedingungen festlegen, hat aber keine plausible Begründung, warum dies der Fall sein sollte. ODER Die Teilnehmerin gibt eine Antwort, die keinen Bezug zur Frage hat oder unverständlich ist.

Item 3: Möglichkeit, die Teilnahme abzulehnen oder abzubrechen

Wert	Leitlinien
2	Die Teilnehmerin gibt an, dass eine Nichtteilnahme oder ein späterer Rücktritt keinerlei Nachteile für sie haben wird (insbesondere im Behandlungssetting, da die Teilnehmerin ggf. weiterhin die übliche Behandlung erhalten wird).
1	Die Teilnehmerin ist unsicher, ob eine Nichtteilnahme oder ein späterer Rücktritt Nachteile für sie haben wird. ODER Die Teilnehmerin glaubt, dass eine Nichtteilnahme oder ein späterer Rücktritt Nachteile für sie haben wird, hat aber eine plausible Begründung, warum dies der Fall sein sollte.
0	Die Teilnehmerin glaubt, dass eine Nichtteilnahme oder ein späterer Rücktritt Nachteile für sie haben wird, hat aber keine plausible Begründung, warum dies der Fall sein sollte. ODER Die Teilnehmerin gibt eine Antwort, die keinen Bezug zur Frage hat oder unverständlich ist.

Gesamtbewertung »Einsicht«

Addieren Sie die Werte aus den drei Items »Einsicht«, um einen Gesamtwert zu erhalten, welcher zwischen 0 und 6 liegen wird.

Urteilsvermögen

Für jedes Items der Subskala »Urteilsvermögen« werden verschiedene Beurteilungsleitlinien benötigt.

Item 1: Schlussfolgerndes Denken

Wert	Leitlinien
2	Die Teilnehmerin nennt mindestens zwei spezifische Konsequenzen bei der Erklärung ihrer Entscheidung.
	Die Konsequenzen können sich auf eine oder mehrere Alternativen beziehen, auch auf solche, die in der Aufklärung nicht genannt wurden.
1	Die Teilnehmerin nennt nur eine spezifische Konsequenz bei der Erklärung ihrer Entscheidung.
0	Die Teilnehmerin nennt keine spezifischen Konsequenzen bei der Erklärung ihrer Entscheidung, auch nicht, nachdem sie explizit gefragt wurde, ob es spezifische Gründe gibt, warum ihr die Entscheidung als die beste erscheint.

Item 2: Vergleichendes Urteilen

Wert	Leitlinien
2	Die Teilnehmerin macht mindestens eine vergleichende Aussage über mindestens zwei Alternativen, wobei der Vergleich mindestens einen spezifischen Unterschied enthält. Zum Beispiel:»Ich würde lieber nicht an der Studie teilnehmen, da ich die täglichen Freizeitangebote verpassen würde.« Beachten Sie, dass die vergleichende Aussage »das würde nicht der Fall sein, wenn ich die Teilnahme ablehne« aus der Erklärung der Teilnehmerin abgeleitet werden kann.
1	Die Teilnehmerin macht eine vergleichende Aussage, nennt aber keine spezifische Folge. Zum Beispiel »Es wäre besser, wenn ich nicht an der Studie teilnähme.«
0	Die Teilnehmerin macht keine vergleichenden Aussagen.

Item 3: Persönliche Folgen ableiten

Wert	Leitlinien
2	Die Teilnehmerin muss mindestens zwei nachvollziehbare alltägliche Folgen nennen, darunter mindestens eine zu jeder der zwei Fragen.
	Merke: Diese alltäglichen Folgen müssen über die in der Aufklärung genannten hinaus gehen und sich auf alltägliche Aktivitäten oder soziale Beziehungen beziehen. Wenn die Studie zum Beispiel Venenpunktion beinhaltet, ist »Mein Arm könnte schmerzen« nicht ausreichend; »Ich werde nicht in der Lage sein in meiner Bowling-Liga zu spielen, wenn mein Arm schmerzt« wäre hingegen ausreichend.
1	Die Teilnehmerin nennt eine oder mehrere nachvollziehbare alltägliche Konsequenzen bezugnehmend auf eine der beiden Fragen, nennt jedoch keine Folge bezugnehmend auf die andere Frage.
0	Die Teilnehmerin nennt keine nachvollziehbaren alltäglichen Folgen, auch nicht auf Nachfrage.

Item 4: Logische Konsistenz

Wert	Leitlinien
2	Die endgültige Entscheidung des der Teilnehmerin (siehe »Kommunizieren einer Entscheidung«) folgt logisch aus den eigenen Erklärungen in den vorangegangen drei Teilen.
1	Es ist unklar, ob die Entscheidung logisch aus der eigenen Erklärung folgt.
0	Die Entscheidung folgt eindeutig nicht aus der Erklärung der Teilnehmerin.

Gesamtbewertung »Urteilsvermögen«

Addieren Sie die Werte aus den vier Items »Urteilsvermögen«, um eine Gesamtbewertung für Urteilsvermögen zu erhalten, die zwischen 0 und 8 liegen wird.

Kommunizieren einer Entscheidung

Es gibt nur ein Item in diesem Abschnitt.

Wert	Leitlinien
2	Die Teilnehmerin nennt eine Entscheidung.
1	Die Teilnehmerin nennt mehr als eine Entscheidung oder wirkt ambivalent.
0	Die Teilnehmerin nennt keine Entscheidung.

4 MacCAT-CR Beispielinterview

Dieses MacCAT-CR Beispielinterview soll veranschaulichen, wie die im MacCAT-CR Manual beschriebenen Kriterien im Kontext einer spezifischen Studie operationalisiert werden können. Bei der hypothetischen Studie, die zur Veranschaulichung gewählt wurde, handelt es sich um eine doppelblind-Placebo-kontrollierte Studie für ein neues Schizophrenie-Medikament.

Informationsverständnis

I-1 Aufklärung (Art der Studie)

»Sie wurden gefragt, ob Sie an einer Studie teilnehmen möchten, die die Effektivität eines neuen Medikaments überprüft. Sie wurden gefragt, weil Sie Schizophrenie haben und das neue Medikament Schizophrenie behandeln soll. Die Studie wird sechs Wochen dauern. In dieser Zeit wird jeder teilnehmenden Person wöchentlich Blut abgenommen. Jeden zweiten Tag wird jede teilnehmende Person gebeten, eine Reihe von Fragen zu ihrem Befinden zu beantworten.«

- »Haben Sie Fragen zu dem, was ich gerade erklärt habe?«
- »Können Sie mir in eigenen Worten wiedergeben, was ich Ihnen gerade erklärt habe?«

[Antworten unten in den entsprechenden Feldern eintragen.]

a) *Ziel der Studie*
   [Falls die Person es nicht spontan nennt, fragen Sie: »Was ist das Ziel der Studie, die ich Ihnen eben vorgestellt habe?«]
   _____
   _____

b) *Dauer der Studie* (Studienablauf Element Nr. 1)
   [Falls die Person es nicht spontan nennt, fragen Sie: »Wie lange wird die Studie dauern?«]
   _____
   _____

c) *Blutabnahme* (Studienablauf Element Nr. 2)
   [Falls die Person es nicht spontan nennt, fragen Sie: »Was wird mit Personen gemacht, die sich bereit erklären, an der Studie teilzunehmen?«]
   _____
   _____

d) *Interviews jeden zweiten Tag* (Studienablauf Element Nr. 3)
   [Falls die Person es nicht spontan nennt, fragen Sie: »Was wird sonst noch mit Personen gemacht, die sich bereit erklären, an der Studie teilzunehmen?«]
   _____
   _____

I-2 Aufklärung (Hauptziel ist Forschung, nicht die individuelle Behandlung)

»Es ist wichtig, dass Sie verstehen, dass die Studie, zu der Sie eingeladen wurden, ein Forschungsprojekt ist. Das bedeutet, dass das Hauptziel ist herauszufinden, ob das neue Medikament Menschen mit Schizophrenie helfen kann. Dabei ist nicht das Hauptziel herauszufinden, ob es den Teilnehmerinnen der Studie hilft, so wie es bei einer gewöhnlichen Behandlung der Fall wäre.«

- »Haben Sie Fragen zu dem, was ich gerade erklärt habe?«
- »Können Sie mir in eigenen Worten wiedergeben, was ich Ihnen gerade erklärt habe?«

[Antworten unten eintragen.]

[Falls die Person es nicht spontan nennt, fragen Sie: »Was ist das Hauptziel, das die Ärztinnen mit dieser Studie erreichen wollen?«]

_____

_____

I-3 Aufklärung (Effekt der Forschungsmethoden auf die individuelle Behandlung)

»Es handelt sich hierbei um ein Forschungsprojekt und nicht um eine gewöhnliche Behandlung. Deshalb werden die Ärztinnen Dinge tun, die sie in gewöhnlichen Krankenhäusern (wie solchen, in denen Sie bisher behandelt wurden) nicht tun würden. Zum Beispiel werden manche Teilnehmerinnen in dieser Studie das neue Medikament erhalten, andere hingegen eine Zuckerpille – also eine Pille ohne Wirkstoff (ein sogenanntes Placebo). Es wird per Zufall entschieden, ob sie das neue Medikament oder die Zuckerpille erhalten. Weder die Ärztinnen noch die Teilnehmerinnen werden wissen, welche Teilnehmerin das neue Medikament oder die Zuckerpille erhält. Dies wird getan, um herauszufinden, ob das neue Medikament besser ist als gar kein Medikament.«

- »Haben Sie Fragen zu dem, was ich gerade erklärt habe?«
- »Können Sie mir in eigenen Worten wiedergeben, was ich Ihnen gerade erklärt habe?«

[Antworten unten in den entsprechenden Feldern eintragen.]

a) *Placebo*
   [Falls die Person es nicht spontan nennt, fragen Sie: »Werden alle teilnehmenden Personen in der Studie das neue Medikament erhalten?«]

_____

b) *Randomisierung*
   [Falls die Person es nicht spontan nennt, fragen Sie: »Wie wird festgelegt, welche Pille eine Studienteilnehmerin jeweils erhält?«]

_____

c) *Doppelblind*
   [Falls die Person es nicht spontan nennt, fragen Sie: »Wer wird wissen, welche Pille eine Studienteilnehmerin jeweils erhält?«]

_____

_____

I-4a Aufklärung (Nutzen der Studienteilnahme)

»Es gibt einige Vorteile, die sich für Studienteilnehmerinnen ergeben könnten. Erstens werden die Ärztinnen wissen, ob das neue Medikament bei Menschen mit

Schizophrenie wirklich wirkt. Zweitens können diejenigen Teilnehmerinnen, die das neue Medikament erhalten, herausfinden, ob es bei Ihnen wirkt.«

- »Haben Sie Fragen zu dem, was ich gerade erklärt habe?«
- »Können Sie mir in eigenen Worten wiedergeben, was ich Ihnen gerade erklärt habe?«

[Antworten unten in den entsprechenden Feldern eintragen]

a) *Gesellschaftlicher Nutzen*
   [Falls die Person es nicht spontan nennt, fragen Sie: »Was könnten Ärztinnen über die Behandlung von Schizophrenie herausfinden, wenn Menschen sich entscheiden, an diesem Forschungsprojekt teilzunehmen?«]

___

b) *Persönlicher Nutzen*
   [Falls die Person es nicht spontan nennt, fragen Sie: »Inwieweit können Teilnehmerinnen von diesem Forschungsprojekt profitieren?«]

___

I-4b Aufklärung (Risiken/Belastungen der Studienteilnahme)

»Es gibt auch einige Risiken und Belastungen für die Studienteilnehmerinnen. Erstens kann das neue Medikament bei manchen Menschen Muskelkrämpfe verursachen. Zweitens wird während der Studie allen Teilnehmerinnen wöchentlich Blut aus der Armvene abgenommen.«

- »Haben Sie Fragen zu dem, was ich gerade erklärt habe?«
- »Können Sie mir in eigenen Worten wiedergeben, was ich Ihnen gerade erklärt habe?«

[Antworten unten in den entsprechenden Feldern eintragen]

a) *Muskelkrämpfe*
   [Falls die Person es nicht spontan nennt, fragen Sie: »Welche unangenehmen Effekte kann das Medikament bei manchen Menschen verursachen?«]

___

b) *Blutabnahme*
   [Falls die Person es nicht spontan nennt, fragen Sie: »Welche unangenehmen Dinge werden mit den Teilnehmerinnen der Studie gemacht?«]

___

I-5 Aufklärung (Möglichkeit des Abbruchs/Erhalts einer gewöhnlichen Behandlung)

»Niemand muss an dieser Studie teilnehmen. Personen, die sich für die Teilnahme an dieser Studie entscheiden, können ihre Meinung jederzeit ändern. Wenn sie sich gegen die Teilnahme an der Studie entscheiden oder sich entscheiden, die Teilnahme abzubrechen, werden sie zu einer gewöhnlichen Schizophreniebehandlung in die Ambulanz überwiesen.«

- »Haben Sie Fragen zu dem, was ich gerade erklärt habe?«
- »Können Sie mir in eigenen Worten wiedergeben, was ich Ihnen gerade erklärt habe?«

[Antworten unten eintragen]
[Falls die Person es nicht spontan nennt, fragen Sie: »Was passiert, wenn eine Person die Teilnahme am Forschungsprojekt ablehnt oder entscheidet, nach dem Studienbeginn abzubrechen?«]

Einsicht

E-1 (Teilnehmende glaubt, dass ihr persönlicher Nutzen nicht das Hauptziel ist)

- »Glauben Sie, dass Sie vor allem für Ihren persönlichen Nutzen zur Teilnahme an dieser Studie eingeladen wurden?«
- Fragen Sie dann: »Weshalb glauben Sie, dass dies (nicht) der Grund für die Einladung war?«

[Antworten unten eintragen]

E-2 (Teilnehmerin glaubt, dass eine realistische Wahrscheinlichkeit besteht, dass sie nicht der Experimentalbedingung zugeteilt wird und die Studienteilnahme ihr daher keinen persönlichen Nutzen bringen könnte)

- »Glauben Sie, dass sie die Zuckerpille erhalten könnten?«
- Fragen Sie dann: »Weshalb glauben Sie, dass dies in Ihrem Fall (nicht) passieren kann?«

[Antworten unten eintragen]

E-3 (Teilnehmerin glaubt, dass die persönliche Entscheidung, die Teilnahme abzulehnen/abzubrechen, respektiert wird)

- »Was glauben Sie würde passieren, wenn Sie sich entscheiden, nicht an dieser Studie teilzunehmen?«

Fragen Sie dann: »Weshalb glauben Sie, dass dies passieren wird?«
[Antworten unten eintragen]

_____
_____

Kommunizieren einer Entscheidung

»Wie Sie wissen, wurden Sie eingeladen, an einer Studie teilzunehmen, in der ein neues Medikament zur Behandlung von Schizophrenie überprüft wird. Denken Sie, dass Sie eher teilnehmen wollen oder eher nicht teilnehmen wollen?«
[Entscheidung unten eintragen]

_____
_____

Urteilsvermögen

U-1/U-2 (Schlussfolgerndes Denken und vergleichendes Urteilen)

»Sie denken, dass Sie an der Studie eher (Auswahl der Teilnehmerin einfügen) wollen. Sagen Sie mir, was diese Option besser macht als die andere.«
[Erklärung unten eintragen. Nachfragen, um den Entscheidungsprozess zu explorieren]

_____
_____

U-3 (Persönliche Folgen ableiten)

»Ich habe Ihnen von möglichen Nutzen und Risiken oder Belastungen der Studienteilnahme erzählt. Ein Nutzen ist, dass Teilnehmerinnen, die das neue Medikament erhalten, herausfinden können, ob es bei ihnen wirkt. Die Risiken und Belastungen sind, dass das neue Medikament bei manchen Menschen Muskelkrämpfe verursachen kann und dass allen Teilnehmerinnen wöchentlich Blut aus der Armvene abgenommen wird. Wie könnte es Ihre alltäglichen Aktivitäten beeinflussen, wenn Sie an der Studie teilnehmen würden?«
[Antworten unten eintragen]
[Wenn die Teilnehmerin keine Folge entweder des Nutzens oder der Risiken/Belastungen nennt, fragen Sie: »Wie könnte (Nutzen oder Risiko wiederholen) ihren Alltag beeinflussen?«]

Endgültige Entscheidung

»Vor wenigen Minuten haben Sie mir gesagt, dass Sie es vorziehen, (nicht) an der Studie teilzunehmen. Was denken Sie jetzt, nachdem wir alles besprochen haben? Wofür entscheiden Sie sich?«
[Entscheidung unten eintragen]

Urteilsvermögen

U-4 (Logische Konsistenz der Entscheidung)

[Interviewerin protokolliert und begründet, ob die Entscheidung der Teilnehmerin logisch konsistent ist oder nicht.]

Teil III Bögen für das MacCAT-T und MacCAT-CR

MacCAT-T Protokollbogen

Patient*in: _____
Datum: _____
Uhrzeit: _____
Kliniker*in: _____
Abteilung: _____

Informationsverständnis – Erkrankung

- Informationsvermittlung
- »Bitte erklären Sie mit eigenen Worten, was ich Ihnen über Ihren gesundheitlichen Zustand gesagt habe.«
- Nachfragen (falls erforderlich)
- erneute Informationsvermittlung und erneutes Abfragen (falls erforderlich)

Information	Antwort der Patientin
#1 Diagnose	
	Bewertung ☐
#2 Krankheitsmerkmal	
	Bewertung ☐
#3 Krankheitsmerkmal	
	Bewertung ☐

Information	Antwort der Patientin
#4 Krankheitsmerkmal	
	Bewertung
#5 Krankheitsverlauf	
	Bewertung
Informationsverständnis – Erkrankung	Gesamtsumme
Sonstiges	

Krankheitseinsicht

Frage: »Das ist also das, was wir in Ihrem Fall für die Erkrankung halten. Sollten Sie daran Zweifel hegen, können Sie mir dies gerne mitteilen. Was denken Sie dazu?«

☐ stimmt zu   ☐ stimmt nicht zu   ☐ ist ambivalent

Nachfragen: Wenn die Patientin nicht einverstanden oder ambivalent ist, Beschreibung der Uneinigkeit und Erklärung der Patientin.

Erklärung der Patientin
Krankheitseinsicht – Bewertung

Informationsverständnis – Behandlung

- Informationsvermittlung
- »Bitte wiederholen Sie mit Ihren eigenen Worten, was ich über diese Behandlung gesagt habe.«
- Nachfragen (falls erforderlich)
- erneute Informationsvermittlung und erneutes Abfragen (falls erforderlich)

Information	Antwort der Patientin
#1 Name der Behandlung	
	Bewertung
#2 Merkmal der Behandlung	
	Bewertung
#3 Merkmal der Behandlung	
	Bewertung
#4 Merkmal der Behandlung	
	Bewertung
Informationsverständnis – Behandlung	Gesamtsumme
Sonstiges	

Informationsverständnis – Nutzen und Risiken

- Informationsvermittlung
- »Bitte wiederholen Sie mit eigenen Worten, was ich Ihnen über Nutzen und Risiken der Behandlung gesagt habe«
- Nachfragen (falls erforderlich)
- erneute Informationsvermittlung und erneutes Abfragen (falls erforderlich)

Information	Antwort der Patientin
#1 Nutzen	
	Bewertung
#2 Nutzen	
	Bewertung
#3 Risiko	
	Bewertung
#4 Risiko	
	Bewertung
Informationsverständnis – Nutzen und Risiken	Gesamtsumme
Sonstiges	

Behandlungseinsicht

Frage: »Ob Sie sich für diese Behandlung entscheiden oder nicht – darüber werden wir später sprechen. Können Sie sich vorstellen, dass diese Behandlung für Sie persönlich von Nutzen sein könnte?«

☐ stimmt zu ☐ stimmt nicht zu ☐ ist ambivalent

Frage: »Sie sind also davon überzeugt, dass diese Behandlung für Sie persönlich (nicht) von Nutzen sein kann. Können Sie mir das bitte erläutern? Was spricht dafür/dagegen, dass die Behandlung für Sie von Nutzen sein könnte?«

Erklärung der Patientin

	Behandlungseinsicht – Bewertung

Alternative Behandlungsoptionen

Siehe AB-Formulare, eines für jede alternative Behandlungsoption.

Erste Entscheidung und Urteilsvermögen

Frage: »Gehen wir nun Ihre Optionen durch. Erstens …; zweitens …; usw. (Nennen Sie jede zuvor in der Aufklärung besprochene Behandlungsoption, einschließlich der Option, keine Behandlung durchzuführen). Welche dieser Optionen erscheint Ihnen am besten geeignet? Was denken Sie, wofür werden Sie sich eher entscheiden?«

Entscheidung: _____

Frage: »Sie meinen, dass (nennen Sie die Entscheidung der Patientin) am besten für Sie wäre. Sagen Sie mir bitte, weshalb diese Option besser zu sein scheint als die andere(n).«

Nachfrage: Diskutieren Sie mit der Patientin ihre Erklärung, um ihren Begründungsprozess zu untersuchen.

Teil III Bögen für das MacCAT-T und MacCAT-CR

Erklärung der Patientin

	Schlussfolgerndes Denken – Bewertung	

	Vergleichendes Urteilen – Bewertung	

Persönliche Folgen ableiten

Frage 1: »Ich habe Ihnen einige der möglichen Nutzen und Risiken oder Belastungen von (Name der bevorzugten Behandlung der Patientin) genannt. Auf welche Weise könnten diese Ihren Alltag zu Hause oder bei der Arbeit beeinflussen?«

Folgen 1

	Folgen-1 – Bewertung	

Frage 2: »Lassen Sie uns nun (nennen Sie eine andere Behandlung oder die Option, keine Behandlung durchzuführen) in Betracht ziehen. Auf welche Weise könnten die Auswirkungen dieser Entscheidung Ihre täglichen Aktivitäten zu Hause oder bei der Arbeit beeinflussen?«

Folgen 2

Persönliche Folgen ableiten

Folgen-2 – Bewertung

Gesamtsumme

Endgültige Entscheidung

Frage: »Am Anfang dieses Gesprächs bevorzugten Sie (»Erste Wahl« aus der früheren Anfrage einfügen oder bemerken, dass die Patientin Schwierigkeiten zu haben schien, sich zu entscheiden). Nachdem wir alles besprochen haben, was denken Sie jetzt darüber? Welche Entscheidung möchten Sie treffen?«

Entscheidung

Kommunizieren einer Entscheidung – Bewertung

Logische Konsistenz der Entscheidung

Erklärung der Beurteilerin

Logische Konsistenz – Bewertung

MacCAT-T Bewertungsbogen

	Summe der Bewertungen	÷ Anzahl der Items	= Zwischensumme
Informationsverständnis			
1. Erkrankung	_____	÷ _____	= _____
2. Behandlung	_____	÷ _____	= _____
3. Nutzen/Risiken	_____	÷ _____	= _____
	Gesamtbewertung Informationsverständnis (0–6 Pkt.)		
Krankheits- und Behandlungseinsicht			
1. Erkrankung			_____
2. Behandlung			_____
	Gesamtbewertung Krankheits- und Behandlungseinsicht (0–4 Pkt.)		
Urteilsvermögen			
1. Schlussfolgern			_____
2. Vergleichen			_____
3. Persönliche Folgen ableiten			_____
4. Logische Konsistenz			_____
	Gesamtbewertung Urteilsvermögen (0–8 Pkt.)		
Kommunizieren einer Entscheidung			
	Gesamtbewertung Kommunizieren einer Entscheidung (0–2 Pkt.)		

Optional: Gesamtbewertung für das Informationsverständnis für jede Behandlungsoption.

Option 1: _____   Option 3: _____

Option 2: _____   Option 4: _____

MacCAT-T Protokollbogen Alternative Behandlungsoptionen

Erfassung des Informationsverständnisses für eine alternative Behandlungsoption. Patient*in: _____

Verstehen der Behandlung

- Informationsvermittlung
- »Bitte wiederholen Sie mit Ihren eigenen Worten, was ich über diese Behandlung gesagt habe.«
- Nachfragen (falls erforderlich)
- erneute Informationsvermittlung und erneutes Abfragen (falls erforderlich)

Information	Antwort der Patientin
#1 Name der Behandlung	
	Bewertung
#2 Merkmal der Behandlung	
	Bewertung
#3 Merkmal der Behandlung	
	Bewertung
#4 Merkmal der Behandlung	
	Bewertung

Information	Antwort der Patientin
Informationsverständnis – Behandlung	Gesamtsumme
Sonstiges	

Informationsverständnis – Nutzen und Risiken

- Informationsvermittlung
- »Bitte wiederholen Sie mit eigenen Worten, was ich Ihnen über Nutzen und Risiken der Behandlung gesagt habe«
- Nachfragen (falls erforderlich)
- erneute Informationsvermittlung und erneutes Abfragen (falls erforderlich)

Information	Antwort der Patientin
#1 Nutzen	
	Bewertung
#2 Nutzen	
	Bewertung
#3 Risiko	
	Bewertung
#4 Risiko	
	Bewertung
Informationsverständnis – Nutzen und Risiken	Gesamtsumme

Information	Antwort der Patientin
Sonstiges	

MacCAT-CR Protokollbogen

Teilnehmer*in: _____
Interviewer*in: _____
Protokoll-ID: _____
Datum: _____

Informationsverständnis (Bewertung jedes Items mit 0–2)

1. Art der Studie

a) _____
b) _____
c) _____
d) _____

Zwischensumme: _____

2. Hauptziel ist Forschung

Zwischensumme: _____

3. Auswirkungen auf die individuelle Behandlung

a) _____
b) _____
c) _____

Zwischensumme: _____

4. Nutzen und Risiken/Belastungen

a) _____
b) _____

c) _____
d) _____

                      Zwischensumme: _____

5. Möglichkeit des Abbruchs

                      Zwischensumme: _____

                Gesamtsumme Informationsverständnis (0–26): _____

Einsicht (Bewertung jedes Items mit 0–2)

1. Ziel ist nicht persönlicher Nutzen   _____
2. Möglichkeit des reduzierten Nutzens   _____
3. Abbruch möglich   _____

                    Gesamtsumme Einsicht (0–6): _____

Urteilsvermögen (Bewertung jedes Items mit 0–2)

1. Schlussfolgerndes Denken   _____
2. Vergleichendes Urteilen   _____
3. Persönliche Folgen ableiten   _____
4. Logische Konsistenz der Entscheidung   _____

                Gesamtsumme Urteilsvermögen (0–8): _____

Kommunizieren einer Entscheidung (Bewertung mit 0–2)

      Gesamtsumme Kommunizieren einer Entscheidung (0–2): _____

Teil IV Verzeichnisse

Literaturverzeichnis

Appelbaum PS, Grisso T (1988). Assessing patients' capacities to consent to treatment. The New England Journal of Medicine, 319 (25), 1635–1638. https://doi.org/10.1056/NEJM198812223192504

Appelbaum PS, Grisso T (2001). MacArthur competence assessment tool for clinical research (MacCAT-CR). Sarasota: Professional Resource Press.

Appelbaum PS, Roth LH. Competency to consent to research: a psychiatric overview. Archives of General Psychiatry, 39(8), 951–958. https://doi.org/10.1001/archpsyc.1982.04290080061009

Appelbaum PS, Roth LH, Lidz C (1982). The therapeutic misconception: informed consent in psychiatric research. International Journal of Law and Psychiatry, 5 (3–4), 319–329. https://doi.org/10.1016/0160-2527(82)90026-7

Appelbaum PS, Grisso T (1995). The MacArthur Treatment Competence Study I: mental illness and competence to consent to treatment. Law and Human Behavior, 19(2), 105–126. https://doi.org/10.1007/BF01499321

Attems J, König C, Huber M, Lintner F, Jellinger KA (2006). Cause of death in demented and non-demented elderly inpatients: an autopsy study of 308 cases. Journal of Alzheimer's Disease, 8(1), 57–62. https://doi.org/10.3233/jad-2005-8107

Berg JW, Appelbaum PS, Grisso T (1996). Constructing competence: formulating standards of legal competence to make medical decisions. Rutgers Law Review, 48(2), 345–396. https://psycnet.apa.org/doi/10.1186/1472-6939-14-54

Bundesärztekammer (2019). Hinweise und Empfehlungen der Bundesärztekammer zum Umgang mit Zweifeln an der Einwilligungsfähigkeit bei erwachsenen Patienten. Deutsches Ärzteblatt, 116(22), A1133-A1134. https://www.aerzteblatt.de/int/article.asp?id=208054

Bundesärztekammer (2021). (Muster-)Berufsordnung für die in Deutschland tätigen Ärztinnen und Ärzte: in der Fassung des Beschlusses des 124. Deutschen Ärztetages vom 5. Mai 2021 in Berlin. Deutsches Ärzteblatt, 118(23), A1-A9. https://doi.org/10.3238/arztebl.2021.mbo_daet2021

Cairns R, Maddock C, Buchanan A, David AS, Hayward P et al. (2005). Reliability of mental capacity assessments in psychiatric in-patients. The British Journal of Psychiatry, 187(4), 372–378. https://doi.org/10.1192/bjp.187.4.372

Council for International Organizations of Medical Sciences (2016). International Guidelines for Health-related Research Involving Humans (4th). Geneva.

Deutsches Netzwerk für Qualitätsentwicklung in der Pflege (2019). Expertenstandard Beziehungsgestaltung in der Pflege von Menschen mit Demenz. Schriftenreihe des Deutschen Netzwerks für Qualitätsentwicklung in der Pflege. Osnabrück: Hochschule Osnabrück Fakultät für Wirtschafts- und Sozialwissenschaften.

DGGG, DGPPN, DGN (2020). Einwilligung von Menschen mit Demenz in medizinische Maßnahmen: Interdisziplinäre S2k-Leitlinie für die medizinische Praxis. Stuttgart: Kohlhammer.

Florack J, Abele C, Baisch S, Forstmeier S, Garmann D et al. (2023). Project DECIDE, part II: decision-making places for people with dementia in Alzheimer's disease: supporting advance decision-making by improving person-environment fit. BMC Medical Ethics. 24(1): 26. https://doi.org/10.1186/s12910-023-00905-0

Flory J, Emanuel E (2004). Interventions to improve research participants' understanding in informed consent for research. JAMA, 292(13), 1593–1601. https://doi.org/10.1001/jama.292.13.1593

Ganzini L, Volicer L, Nelson W, Derse A (2003). Pitfalls in assessment of decision-making capacity. Psychosomatics, 44(3), 237–243. https://doi.org/10.1176/appi.psy.44.3.237

Ganzini L, Volicer L, Nelson WA, Fox E, Derse AR (2005). Ten myths about decision-making capacity. Journal of the American Medical Directors Association, 6(3 Suppl), S100–104. https://doi.org/10.1016/j.jamda.2005.03.021

Gieselmann A, Vollmann J (2020). Ist gruppennützige Forschung mit nicht-einwilligungsfähigen Erwachsenen gerechtfertigt? Ethische Bewertung der neuen Regelung im Arzneimittelgesetz. Ethik in der Medizin, 32(2), 155–169. https://doi.org/10.1007/s00481-020-00568-0

Grisso T, Appelbaum PS (1998a). Assessing competence to consent to treatment. New York: Oxford University Press.

Grisso T, Appelbaum PS (1998b). MacArthur competence assessment tool for treatment (MacCAT-T). Sarasota: Professional Resource Press.

Haberstroh J, Müller T (2017). Medizinische Behandlung – Unterstützung bei Zweifeln an der Entscheidungsfähigkeit von Menschen mit Demenz: Beispiel für eine adäquate Gestaltung. Interdisziplinäre Zeitschrift für Familienrecht (6), 417–420.

Haberstroh J, Oswald F (2014). Unterstützung von Autonomie bei medizinischen Entscheidungen von Menschen mit Demenz durch bessere Person-Umwelt-Passung? Informationsdienst Altersfragen, 41(4), 16–24.

Haberstroh J, Müller T, Knebel M, Kaspar R, Oswald F, Pantel J (2014). Can the mini-mental state examination predict capacity to consent to treatment? GeroPsych, 27(4), 151–159. https://doi.org/10.1024/1662-9647/a000113

Harkness JA (2003). Questionnaire translation. In J. A. Harkness, F. J. R van de Vijver & P. P. Mohler (Hrsg.), Cross-Cultural Survey Methods, 35–56. New York: Wiley

Henking T, Scholten M (2023). Respect for the will and preferences of people with mental disorders in German law. In C. Kong, J. Coggon, P. Cooper et al. (Hrsg.) Capacity, Participation, and Values in Comparative Legal Perspective, 203–225. Bristol: Bristol University Press.

Kim SYH (2010). Evaluation of Capacity to Consent to Treatment and Research. New York: Oxford University Press.

Knebel M, Haberstroh J, Kümmel A, Pantel J, Schröder J (2016). CODEMamb – an observational communication behavior assessment tool for use in ambulatory dementia care. Aging & Mental Health, 20(12), 1286–1296. https://doi.org/10.1080/13607863.2015.1075959

Maeck L, Stoppe G (2010). Competence assessment. In H. Helmchen & N. Sartorius (Hrsg.) Ethics in Psychiatry: European Contributions, 209–226. New York: Springer.

Mandava A, Pace C, Campbell B, Emanuel E, Grady C (2012). The quality of informed consent: mapping the landscape. A review of empirical data from developing and developed countries. Journal of Medical Ethics, 38(6), 356–365. https://doi.org/10.1136/medethics-2011-100178

Marckmann G, Pollmächer T (2017). Ausschließlich gruppennützige Forschung mit nichteinwilligungsfähigen Menschen. Der Nervenarzt, 88(5), 486–488. https://doi.org/10.1007/s00103-019-03058-x

Markson LJ, Kern DC, Annas GJ, Glantz LH (1994). Physician assessment of patient competence. Journal of the American Geriatrics Society, 42(10), 1074–1080. https://doi.org/10.1111/j.1532-5415.1994.tb06212.x

Marson DC, Earnst KS, Jamil F, Bartolucci A, Harrell LE (2000). Consistency of physicians' legal standard and personal judgments of competency in patients with Alzheimer's disease. Journal of the American Geriatrics Society, 48(8), 911–918. https://doi.org/10.1111/j.1532-5415.2000.tb06887.x

Marson DC, McInturff B, Hawkins L, Bartolucci A, Harrell LE (1997). Consistency of physician judgments of capacity to consent in mild Alzheimer's disease. Journal of the American Geriatrics Society, 45(4), 453–457. https://doi.org/10.1111/j.1532-5415.1997.tb05170.x

Nishimura A, Carey J, Erwin PJ, Tilburt JC, Murad MH et al. (2013). Improving understanding in the research informed consent process: a systematic review of 54 interventions tested in randomized control trials. BMC medical ethics, 14, 28. https://doi.org/10.1186/1472-6939-14-28

Poth A, Penger S, Knebel M, Müller T, Pantel J et al. (2023). Empowering patients with dementia to make legally effective decisions: a randomized controlled trial on enhancing capacity to consent to treatment. Aging & Mental Health, 27(2), 292–300. https://doi.org/10.1080/13607863.2021.2024797

Raymont V, Bingley W, Buchanan A, David AS, Hayward P et al. (2004). Prevalence of mental incapacity in medical inpatients and associated risk factors: cross-sectional study. The Lancet, 364(9443), 1421–1427. https://doi.org/10.1016/s0140-6736(04)17224-3

Raymont V, Buchanan A, David AS, Hayward P, Wessely S et al. (2007). The inter-rater reliability of mental capacity assessments. International Journal of Law and Psychiatry, 30(2), 112–117. https://doi.org/10.1016/j.ijlp.2005.09.006

Scholten M, Gather J, Vollmann J (2022). Das kombinierte Modell der Entscheidungsassistenz: Ein Mittel zur ethisch vertretbaren Umsetzung von Artikel 12 der UN-Behindertenrechtskonvention in der Psychiatrie. Der Nervenarzt, 93(11), 1093–1103. https://doi.org/10.1007/s00115-022-01384-1

Scholten M, Gieselmann A, Gather J, Vollmann J (2018). Advance research directives in Germany: a proposal for a disclosure standard. GeroPsych, 31(2), 77–86. https://doi.org/10.1024/1662-9647/a000184

Scholten M, Vollmann J (2017). Patientenselbstbestimmung und Selbstbestimmungsfähigkeit. In J. Vollmann (Hrsg.) Ethik in der Psychiatrie: Ein Praxisbuch, 26–34. Köln: Psychiatrie Verlag.

Schweizerische Akademie der Medizinischen Wissenschaften (2019). Medizin-ethische Richtlinien – Urteilsfähigkeit in der medizinischen Praxis. Ethik in der Medizin, 31(1), 91–102. https://doi.org/10.1007/s00481-019-00520-x

Shalowitz DI, Garrett-Mayer E, Wendler D (2006). The accuracy of surrogate decision makers: a systematic review. Archives of Internal Medicine, 166(5), 493–497. https://doi.org/10.1001/archinte.166.5.493

Tam NT, Huy NT, Le Thoa TB, Long NP, Trang NTH et al. (2015). Participants' understanding of informed consent in clinical trials over three decades: systematic review and meta-analysis. Bulletin of the World Health Organization, 93(3), 186–198H. https://doi.org/10.2471/BLT.14.141390

Vollmann J (2017). Klinische Ethikkomitees und klinische Ethikberatung. In J. Vollmann (Hrsg.) Ethik in der Psychiatrie: Ein Praxisbuch, 179–187. Köln: Psychiatrie Verlag.

Whyte S, Jacoby R, Hope T (2004). Testing doctors' ability to assess patients' competence. International Journal of Law and Psychiatry, 27(3), 291–298. https://doi.org/10.1016/j.ijlp.2004.03.008

Wied TS, Knebel M, Tesky VA, Haberstroh J (2019). The human right to make one's own choices – implications for supported decision-making in persons with dementia: a systematic review. European Psychologist, 24(2), 146–158. https://doi.org/10.1027/1016-9040/a000372

Wied TS, Poth A, Pantel J, Oswald F, Haberstroh J for the ENSURE Consortium (2021). How do dementia researchers view support tools for informed consent procedures of persons with dementia? Zeitschrift für Gerontologie und Geriatrie, 54(7), 667–675. https://doi.org/10.1007/s00391-020-01779-2

Wied TS (2020). Wenn ich nicht mehr selber entscheiden kann, dann bin ich nur noch ein halber Mensch: Entscheidungsassistenz für Menschen mit Demenz. Universitätsbibliothek Johann Christian Senckenberg.

Wong JG, Clare CH, Holland AJ, Watson PC, Gunn M (2000). The capacity of people with a ›mental disability‹ to make a health care decision. Psychological Medicine, 30(2), 295–306. https://doi.org/10.1017/s0033291700001768

Zentrale Ethikkommission bei der Bundesärztekammer (2016). Entscheidungsfähigkeit und Entscheidungsassistenz in der Medizin. Deutscher Ärzteblatt, 113(15), A1–A5. https://doi.org/10.3238/arztbl.2016.zeko_baek_StellEntscheidung2016_01

Autorinnen und Autoren

Esther Braun, Dr. med.
Institut für Medizinische Ethik und Geschichte der Medizin
Ruhr-Universität Bochum
Markstr. 258a
44799 Bochum
E-Mail: esther.braun@rub.de

Jakov Gather, Dr. med.
Klinik für Psychiatrie, Psychotherapie und Präventivmedizin
LWL-Universitätsklinikum
Ruhr-Universität Bochum
Alexandrinenstr. 1–3
44791 Bochum
und
Institut für Medizinische Ethik und Geschichte der Medizin
Ruhr-Universität Bochum
Markstr. 258a
44799 Bochum
E-Mail: jakov.gather@rub.de

Astrid Gieselmann, Dr. med.
Assistenzärztin, Wissenschaftliche Mitarbeiterin
Klinik für Psychiatrie und Psychotherapie
Charité – Universitätsmedizin Berlin, Campus Benjamin Franklin
Hindenburgdamm 30
12203 Berlin
und
Institut für Medizinische Ethik und Geschichte der Medizin
Ruhr-Universität Bochum
E-Mail: astrid.gieselmann@charite.de

Julia Haberstroh, Prof. Dr. rer. nat.
Professur für Psychologische Alternsforschung
Department Psychologie
Universität Siegen
Adolf-Reichwein-Str. 2a

57068 Siegen
E-Mail: Julia.Haberstroh@uni-siegen.de

Johannes Pantel, Prof. Dr. med.
Leiter des Arbeitsbereichs Altersmedizin mit Schwerpunkt Psychogeriatrie und klinische Gerontologie
Institut für Allgemeinmedizin
Goethe-Universität Frankfurt am Main
Theodor-Stern-Kai 7
60590 Frankfurt am Main
E-Mail: pantel@allgemeinmedizin.uni-frankfurt.de

Matthé Scholten, Dr. phil.
Institut für Medizinische Ethik und Geschichte der Medizin
Ruhr-Universität Bochum
Markstr. 258a
44799 Bochum
E-Mail: matthe.scholten@rub.de

Jochen Vollmann, Prof. Dr. med. Dr. phil.
Institut für Medizinische Ethik und Geschichte der Medizin
Ruhr-Universität Bochum
Markstr. 258a
44799 Bochum
E-Mail: jochen.vollmann@rub.de

Theresa Wied, Dr. rer. med.
Fachdezernentin für Pflegeberufe
Hessisches Landesamt für Gesundheit und Pflege
Abteilung IV, Dezernat 3 Pflegeberufe
E-Mail: Theresa.Wied@hlfgp.hessen.de

Stichwortverzeichnis

A

Abhängigkeitsverhältnis 72
Abruf, verbaler 28, 29
Abstraktion 32, 35
Alzheimer-Demenz 35
Anamnese 46, 50

B

Behandlungsablehnung 41, 55
Behandlungskontext 69, 70, 76, 78
Behindertenrechtkonvention 13, 23
Betreuung 13, 19, 39, 51
Betreuungsrecht 13
Beurteilung 38, 43
Beurteilung der Einwilligungsfähigkeit 10, 14, 15, 17–20, 23, 27, 28, 39–44, 46–49, 52, 62, 63, 69, 70, 77, 78
Bevollmächtigte 19

D

Deklaration von Helsinki 74
Delir 40
Demenz 10–13, 15, 16, 18–20, 23–25, 27–37, 39, 40, 42, 46, 50, 61, 69, 71–74
Depression 36, 39, 40, 46, 57, 60
Diagnose 28, 39, 40, 43–46, 48, 52–56, 63, 77
Dialogorientierte Gesprächsstruktur 29
Dokumentation 63

E

Einschränkungen, kognitive 46
Einverständniserklärung 31, 33
Einwilligung, informierte 11, 12, 29, 70, 72, 75–78
Einwilligungsfähigkeit 10, 15–19, 23, 25, 29, 35, 37–39, 42, 43, 45, 48, 52, 58, 60–62, 69, 72, 76–78
– Annahme der 39
– Einsicht 16, 17, 25, 28, 34, 52, 54–56, 58, 76, 79
– Informationsverständnis 14–17, 25, 28–30, 32, 52, 54, 76, 78
– Kommunizieren einer Entscheidung 16, 17, 28, 52, 77
– Urteilsvermögen 16, 17, 25, 28, 35, 52, 58, 59, 76, 77, 79
Einwilligungsunfähigkeit 13, 14, 18, 34, 39, 40, 42, 46, 61, 62, 69, 70, 72, 75
Empowerment 23
Entscheidung, vorläufige 58
Entscheidung auf Probe 33, 36, 37
Entscheidungsassistenz 10, 12–15, 17–20, 23–25, 27, 29, 31, 33–39, 41, 43, 44, 46, 48, 53, 63, 72, 76
– Maßnahmen 10, 13, 25, 31, 34, 37, 38
Entscheidungsfähigkeit 23, 61
– eingeschränkte 40, 43
Ethikberatung 42, 43

F

Fähigkeiten
– 4-Fähigkeiten-Modell 16, 17, 52, 76, 77
Fehlerquellen 47
Forschung 69
– eigennützige 69–73
– fremdnützige 69–72, 76
– gruppennützige 70–73
– nicht eigennützige 71
Forschungsvorausverfügung 73–76
Freiwilligkeit 72, 78

G

Gemeinsame Entscheidungsfindung 12
Gesprächsführung 47, 52, 53
Gesundheitszustand 16, 28, 52, 54
Gleichbehandlung 12

H

Haltung, personenzentrierte 25

I

Informationsvermittlung 14, 31, 33, 50, 54
informed consent 11, 73
Inkonsistenzen 60
Interessenkonflikte 14

K

Komplexität 32, 35, 62, 63, 78
Konsil 15, 42

L

Leitlinie 10, 14, 16

M

MacArthur Competence Assessment Tool 18, 20, 77
Mild Cognitive Impairment 15
Minimale Risiken und Belastungen 74, 75
Misstrauen 56
Missverständnis, therapeutisches 70, 79

N

Nachbereitung 47
Nachfragen 12, 48–51, 78, 79
Nutzen, individueller 69–71
Nutzen-Risiko-Verhältnis 41, 62, 69–72

P

Patientenrechtegesetz 11–13
Patientenverfügung 19, 73
Prioritätenkarten 35
Prognose 44, 45, 48, 53–55, 63

R

Raumgestaltung 25
reasonable accomodation 12
Ressourcen 10, 13, 18, 24, 25
Risiken 11, 12, 14, 35, 36, 41, 44, 45, 48, 56, 57, 59, 62, 69–74, 76–78

S

Schulung 15
Schutzmaßnahmen 72
Schwerhörigkeit 29
Selbstbestimmung 10–12, 19, 37
Selbstbestimmungsrecht 11–13, 15, 18
Sprache
– elaborierte, klare 29, 30
– Fach- 30, 31
– Gebärden- 12
– leichte 32
Stellvertretende Entscheidungsfindung 13, 14, 18, 19, 61
Stichwortliste 27, 31, 32
Subsidiaritätsprinzip 74
Sundowning-Syndrom 61, 67

T

Teilhabemöglichkeiten 25, 30
Therapieentscheidung 12–16, 47–49, 52, 59–63
– unvernünftige 52

U

Überzeugungen 10–12, 16, 19, 47, 52, 58, 60
Umgebung, alltagsnahe 35

V

Visualisierungen 31–33
Vorbereitung 20, 39, 44, 48, 63
Vorkehrungen, angemessene 12

W

Wahnvorstellungen 55
Wertvorstellungen 10–12, 19, 47, 52, 60
Widerspruch (dissent) 73
Wohl, gesundheitliches 69

Z

Zielsetzung 10, 48
Zustimmung 73
Zustimmung (assent) 73
Zweifel, begründeter 40, 43, 52, 66, 124